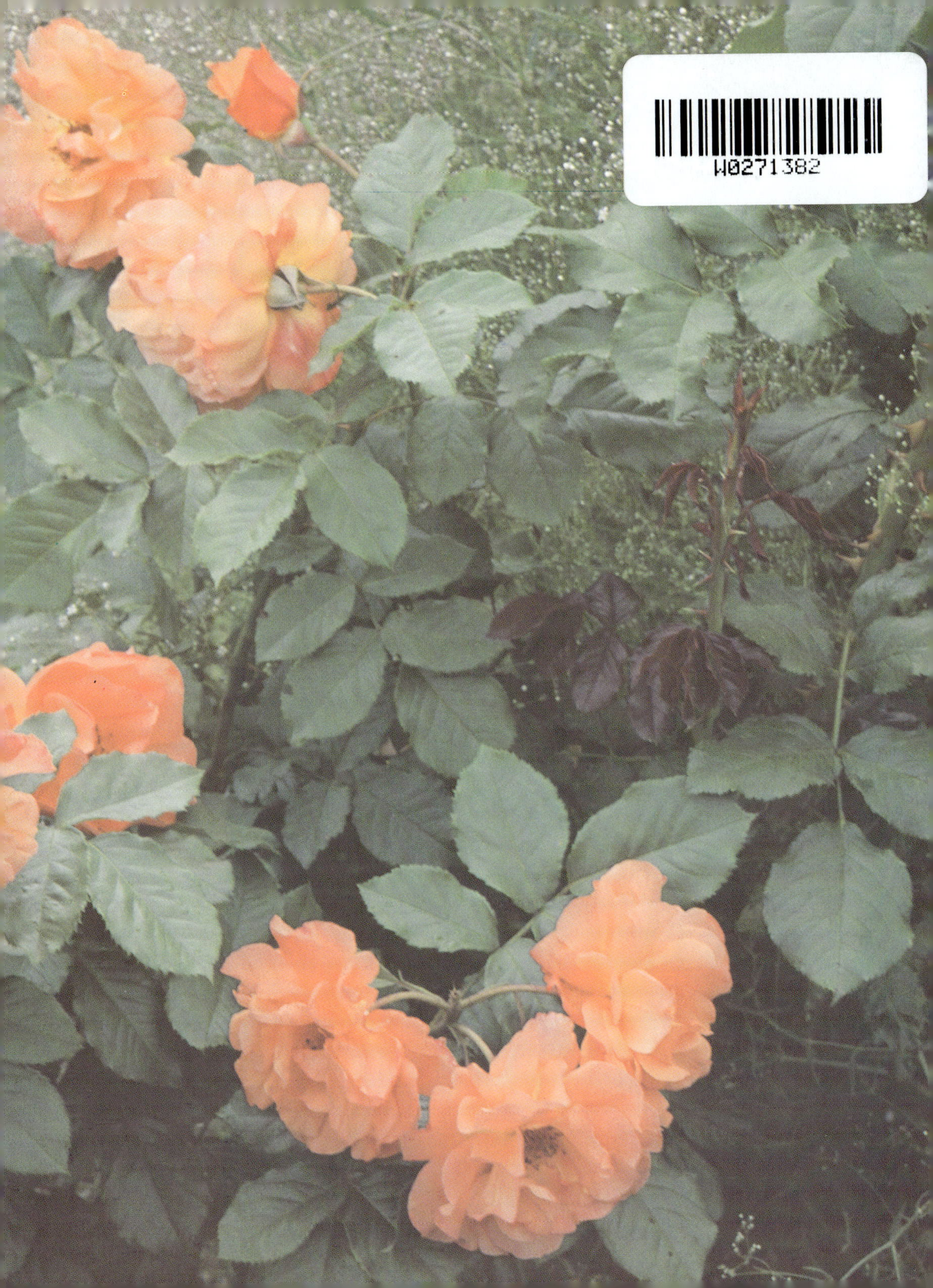

Wohlriechende Düfte
aus der Natur

LEBEN MIT DER NATUR

RITA STIENS

Wohlriechende Düfte aus der Natur

LUDWIG

Inhalt

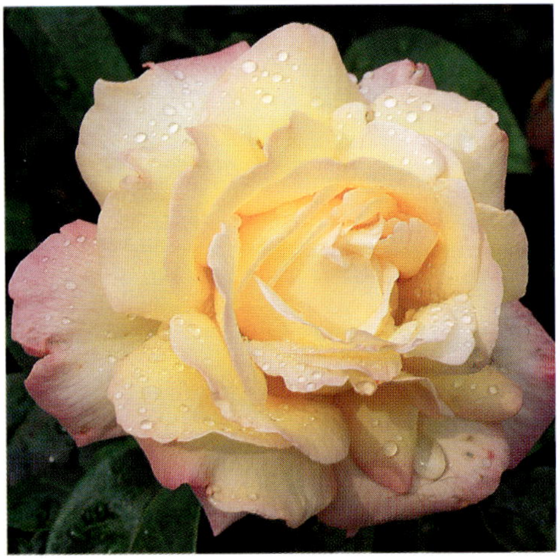

Rosen sind nach wie vor der Inbegriff für üppige Schönheit und betörendem Duft.

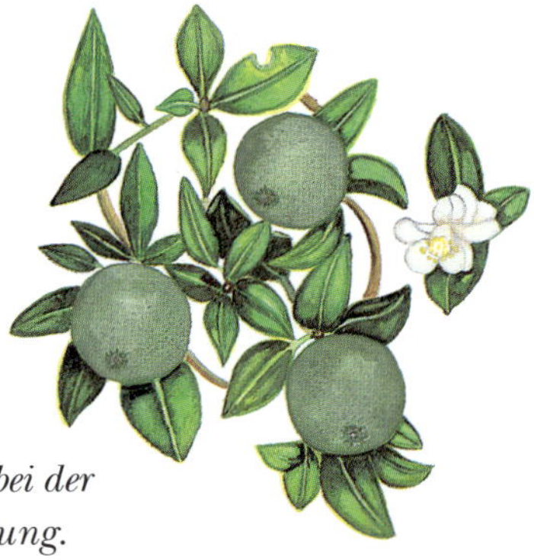

Der betörende Duft der Zitrusfrucht Bergamotte ist unverzichtbar bei der Parfumherstellung.

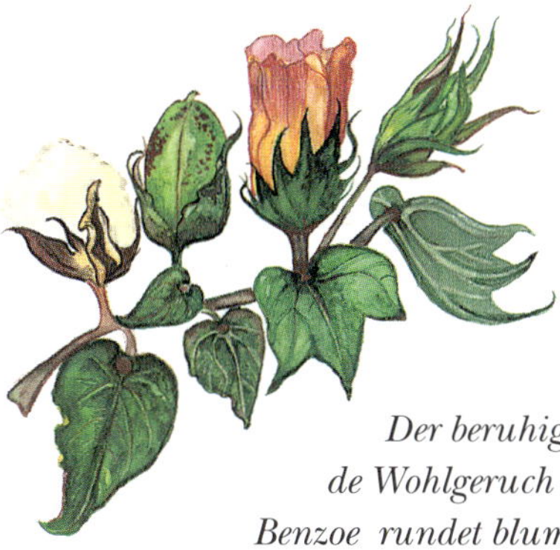

Der beruhigende Wohlgeruch der Benzoe rundet blumige Duftmischungen ab.

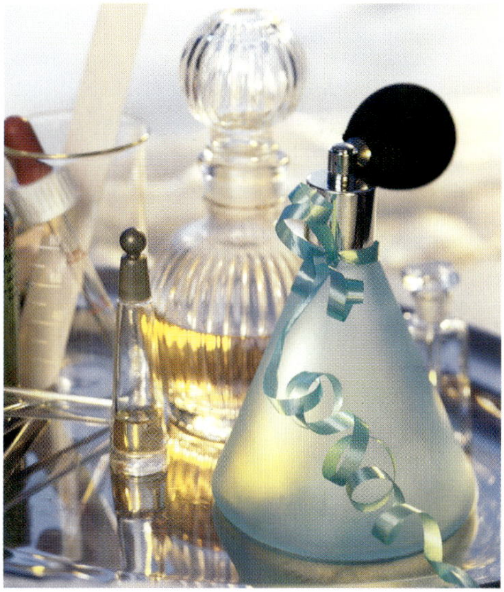

Die eigenen Duftkompositionen sollten in besonders hübsche Flacons abgefüllt werden.

Vorwort

Nichts beeinflusst unsere Stimmung mehr – und nichts ist verbindender, als sich gut riechen zu können. Wohl darum ist der Siegeszug wohlriechender Essenzen so einzigartig. Außerdem: Welches andere Produkt hat eine so lange Geschichte? Schon vor Tausenden von Jahren entwickelten Völker wie die Sumerer, Assyrer und Ägypter wahre »Duft-Hochkulturen«. Bei verschiedenen Naturvölkern verstärken die Schamanen damals wie heute mit dem aromatischen Rauch von zerriebenen oder brennenden Kräutern die Wirkung ihrer Zeremonien.

Düfte – immer wieder neu

Ein wahres Feuerwerk der Sinne entfachten die Parfümeure vor allem seit den 80er Jahren: Immer schneller und berauschender waren die Wechsel zwischen schweren, spritzigen und auch »schrillen« Düften. Deshalb war es eigentlich kein Wunder, dass die Neunziger den wechselvollen Akkorden der 80er Jahre Sanftes entgegensetzten: Zartblumige und fruchtige Duftnoten waren Balsam für die aufgewühlten Sinne. Der neue Softtrend kam der Sehnsucht nach Natur und mehr Natürlichkeit entgegen. Diese Sehnsucht führt zurück zu den Wurzeln aller Düfte – zur intensiven Kraft der Pflanzen, die es schafft, Geist und Seele zu harmonisieren.

VIELFÄLTIG
Natürliche Parfümzutaten bieten ein viel größeres Spektrum an Aromen und Komponenten als ihre synthetischen »Kopien«.

Der Wirkungsreichtum der Natur wird bei der Herstellung herkömmlicher moderner Parfüms inzwischen jedoch fast gar nicht mehr genutzt: Sie bestehen in der Regel nur noch aus synthetischen Duftnoten, die unter anderem aus Erdölrestprodukten gewonnen werden.
Die volle Kraft der Blüten, Blätter oder Harze dagegen steckt nur in reinen Naturessenzen wie zum Beispiel in ätherischen Ölen. Welch ein reichhaltiges Repertoire sie bieten, zeigt sich am Beispiel des Rosenöls: Etwa 400 wertvolle Inhaltsstoffe wurden darin entdeckt! Ein selbst gemachtes Parfüm oder Eau de Toilette aus natürlichen Essenzen ist darum eine einzigartige, reiche und höchst individuelle Schöpfung.

Werden Sie Ihr eigener Parfümeur

Verstand und Bauchgefühl, Rationalität und Kreativität – nirgendwo verbinden sie sich auf so faszinierende Weise wie beim Komponieren eines Duftes! Er ist das Ergebnis einer sehr systematischen und zugleich ungemein schöpferischen Arbeit. Sie eröffnen sich damit wunderbare neue Möglichkeiten zum intensiveren Erleben, denn Sie arbeiten mit dem stärksten aller Sinne – dem Geruchssinn. Dieser Sinn bewegt uns deshalb so stark, weil Geruchsempfindungen direkt im »archaischsten« Teil des Gehirns landen, dem Limbischen System. Gerüche zielen also nicht auf den Verstand, sondern direkt aufs Gefühl. Und sie zeigen Wirkung: Düfte stimulieren, verwöhnen und regen an. Sie sind eine unsichtbare Kraft, die nicht nur der Nase, sondern allen Sinnen schmeichelt. Die wohltuende Macht der Düfte wurde in zahlreichen Untersuchungen nachgewiesen: So optimiert z. B. Zitrusduft die Konzentration, Rosmarinduft macht munter, Geranium kontaktfreudig und der Duft der Tuberose soll ungemein erotisierend auf Männer wirken.

LIEBE GEHT AUCH DURCH DIE NASE
Düfte wecken Erinnerungen und Sehnsüchte. Sie lösen die verschiedensten Gefühle aus – ob als »Alltagsgeruch« oder in Parfüms.

Zahlreiche Rezepte für wunderbare Düfte

Wonach steht Ihnen der Sinn? Nach geheimnisvoll-orientalischem Duftflair mit Tonka, Patschuli, Vetiver, Jasmin, Neroli und anderen betörenden Zutaten? Oder nach der weichen Zartheit von Vanille, Mimose, Mairose und Mandarine? Die Rezepte in diesem Buch bieten eine faszinierende Auswahl. Und sie sind problemlos nachzuvollziehen, denn alle Rezepte wurden von Erich Schmidt, Seniorparfümeur und Spezialist auf dem Gebiet der Naturkompositionen, entwickelt und getestet. Er hat auch den Duftbaukasten »Die Naturparfümerie« für PRIMAVERA LIFE entwickelt. Mit Hilfe unseres Buches lernen Sie die Grundlagen der Parfümherstellung kennen – und Sie können darüber hinaus versuchen, Düfte frei zu komponieren. Denn wenn Sie einmal begonnen haben, nach Rezept zu arbeiten und sich in die reiche Welt der Düfte »einzuriechen«, haben Sie schon den wichtigsten Schritt zum »Meister individueller Kreationen« getan. Es wird Ihnen Freude machen, exklusive, ganz eigene Düfte zu schaffen.

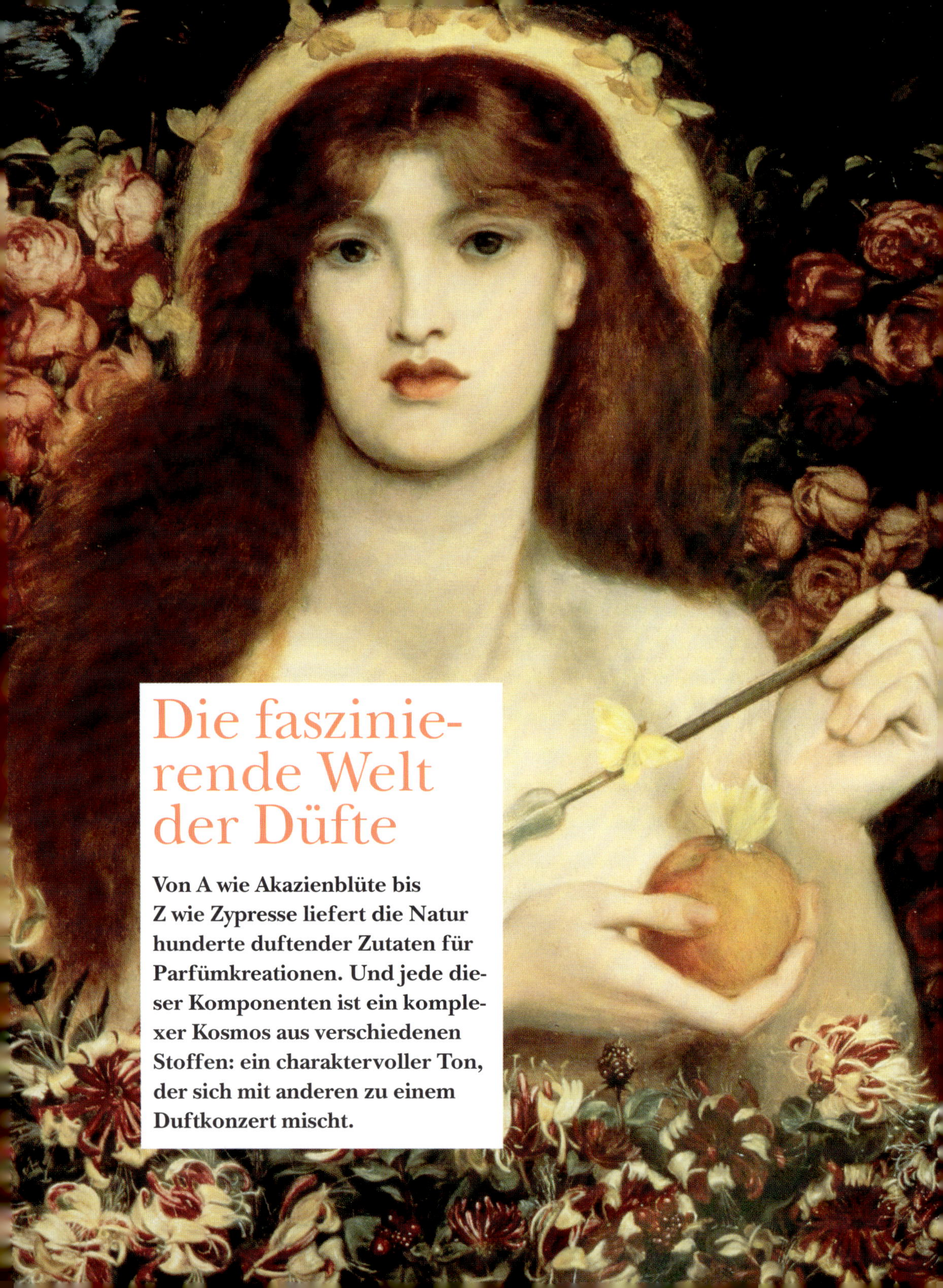

Die faszinierende Welt der Düfte

Von A wie Akazienblüte bis Z wie Zypresse liefert die Natur hunderte duftender Zutaten für Parfümkreationen. Und jede dieser Komponenten ist ein komplexer Kosmos aus verschiedenen Stoffen: ein charaktervoller Ton, der sich mit anderen zu einem Duftkonzert mischt.

Geschichte und Geschichten um den Duft

Wer kennt das nicht: Vor einer Bäckerei steigt einem der Duft von frischem Brot in die Nase, auf dem Markt duften Äpfel und frische Gewürze um die Wette oder von irgendwoher weht ein verlorenes Duftwölkchen heran und löst eine Welle von Gedanken, Sehnsüchten und Erinnerungen aus. Das Faszinierende daran ist wohl, dass all diese Gefühle durch etwas Unsichtbares und Unfassbares ausgelöst werden: einen Duft.

Erinnerungen an die Kindheit

Die Aromachologie, eine noch recht junge Wissenschaft, hat eine Reihe verblüffender und kurioser Entdeckungen gemacht. So wurde beispielsweise festgestellt, dass der Duft von Kürbiskuchen auf amerikanische Männer ungemein anregend wirkt, während deutsche Männer auf das Zimtaroma von Franzbrötchen und auf Vanilleduft besonders »aufgeregt« reagieren. Die Ursache dafür: Es sind Düfte, die in der Kindheit als angenehm empfunden wurden.
Frauen lieben den Geruch von Babypuder ganz besonders. Und das schöne Gefühl der Geborgenheit vermittelt der Duft von frischem Brot oder der Geruch einer frisch gemähten Wiese.

5000 Jahre Naturparfüms vom Feinsten

Nicht ohne guten Grund stellten sich die Menschen vor Jahrtausenden das Paradies so vor wie das Zweistromland Mesopotamien. Zumindest duftete es dort paradiesisch. Die Erbauer der Stadt Ur zum Beispiel legten rund um die Stadt riesige Gärten an. Aus diesen Anlagen sollen sich die Duftpflanzen in alle Welt verbreitet haben. Dass man in Mesopotamien damals wirklich mit Düften umzugehen wusste, scheint eine Tatsache zu sein: Im Museum von Bagdad sind jedenfalls über 5000 Jahre alte Parfümflakons zu sehen.
Auch im alten Ägypten war Duft »en vogue«: Die feinen Herrschaften parfümierten ihren Atem mit Aromapillen

MITTEN INS HERZ
Auch wenn es uns meist gar nicht bewusst wird, fühlen wir uns von bestimmten Düften angezogen und von anderen abgestoßen. Sympathie hat also tatsächlich viel damit zu tun, ob man den anderen »riechen kann«.

und setzten Salbenkegel mit Myrrhe auf ihre Abendperücken. Die Salbe schmolz während eines Festes und umgab den Träger dabei mit einer atemberaubenden Dufthülle. »Gut zu duften« scheint für die Menschen zu jeder Zeit und an jedem Ort eine Rolle gespielt zu haben: Ludwig XIV., der Sonnenkönig, galt beispielsweise als der »bestriechendste« Herrscher der Welt. Kein Wunder: Schließlich ließ er sich jeden Tag von seinem Hofparfümeur einen neuen Duft mischen. Im Trend bei Hofe lagen zu dieser Zeit besonders schwere, drückende Duftnoten.
Einer duftenden Flüssigkeit gelang auch, wovon zahlreiche Kriegsherren und Politiker träumten: Das »Aqua mirabilis« des Italieners Giovanni Maria Farina trat gemeinsam mit Napoleon seinen Siegeszug durch Europa an. Es erlitt jedoch keineswegs eine Niederlage, sondern wurde weltberühmt. Schließlich gelang es Ferdinand Muehlens 1792, das Rezept aus Bergamotte, Neroli, Rosmarin und Weindestillat zu imitieren und in größeren Mengen zu produzieren: das »4711 – Echt Kölnisch Wasser« war geboren.

SIEGREICH
Nicht Napoleon eroberte Europa, sondern eine duftende Flüssigkeit, nämlich das Kölnisch Wasser, das noch heute beliebt und bekannt ist.

Wie die Natur Düfte komponiert

Was hat es nun auf sich mit diesem Phänomen, dem sich die Menschen scheinbar zu keiner Zeit entziehen konnten – dem Duft? Der treffendste Begriff, mit dem sich das Wesen eines Duftes beschreiben lässt, ist vielleicht ein musikalischer: der Akkord, also der Zusammenklang von mehreren Tönen. Für einen Duft stehen eine Fülle von unterschiedlichen Parfümölen zur Verfügung. Doch wie die einzelnen Zutaten miteinander zu einem harmonischen Ganzen kombinieren?
Betrachtet man den reinen Arbeitsprozess, ist ein Parfüm im Handumdrehen fertig, denn man braucht nur wenige Komponenten zusammenzufügen. Aber welche, in welcher Kombination und in welcher Menge? Auch dafür gibt es wieder einen musikalischen Begriff: Duftorgel nennt der

Fachmann die gesamte Palette der Essenzen. Für herkömmliche Düfte aus überwiegend synthetischen Grundstoffen stehen heute etwa 3000 registrierte Einzelstoffe zur Verfügung. Die Natur hält etwa 800 verschiedene Duftstoffe für wohlriechende Kompositionen bereit.

REICHES BUKETT
Von den 800 Duftkomponenten, die in der Natur zu finden sind, setzen sich einige aus mehreren hundert Komponenten zusammen.

Natürliche Vielfalt

800 mögliche Duftzutaten, das scheint im Vergleich zu etwa 3000 nicht gerade viel – doch Quantität ist in diesem Fall keineswegs gleich Qualität. Jede dieser Naturzutaten für sich ist nämlich bereits ein richtiger »Supermix«. So kann zum Beispiel ein wertvolles ätherisches Rosen- oder Jasminöl aus 300 bis 400 Inhaltsstoffen bestehen. Paul Jellinek, ein großer Parfümeur des 19. Jahrhunderts, stellte zur Qualität natürlicher Parfümzutaten fest: »Jeder Parfümeur weiß aus Erfahrung, dass die Geruchsstärke und Ergiebigkeit natürlicher Blütenöle von künstlichen Kompositionen gleicher Komplexe niemals auch nur annähernd erreicht wird.«
Zudem braucht man für ein wirklich tolles Parfüm nicht Tausende oder Hunderte verschiedener Duftstoffe: Schon

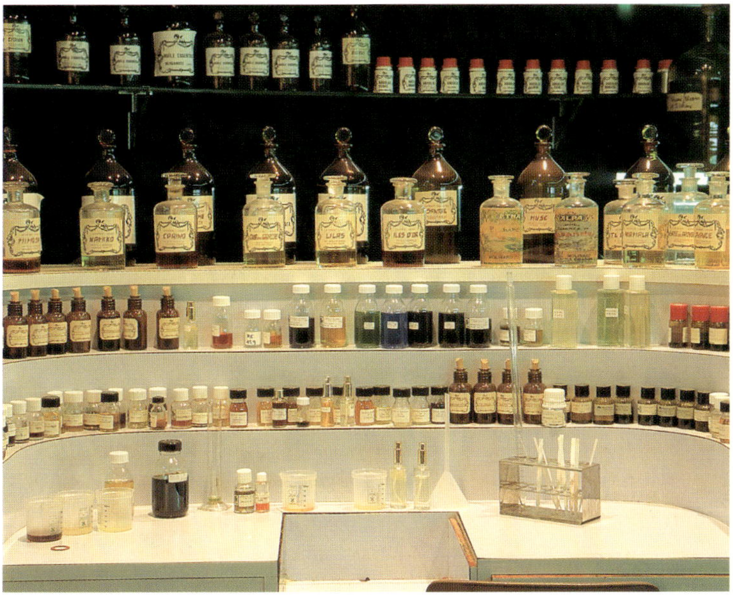

Jedes ätherische Öl für sich ist bereits ein unglaublicher Mix von duftenden Komponenten.

sechs bis zwölf ätherische Öle reichen, um einen Duft zu kreieren. Und wenn Sie schließlich beginnen, mit fertig gemischten Akkorden zu arbeiten (siehe Seite 71 ff.) haben Sie schnell ein Parfüm mit einem Duftreichtum, der fast einem Topparfüm gleichkommt.

PERFEKT GEMIXT
Das Geheimnis des Duftes liegt nicht darin, möglichst viele Stoffe zu mischen, sondern die richtigen zu kombinieren.

Komponenten des Duftes

Und wie kommt man nun der komplexen Komposition eines Duftes auf die Spur? Einen ersten Eindruck von der Vielschichtigkeit eines Geruchs vermittelt die Riechprobe an einem einzelnen ätherischen Öl. Bei der so genannten olfaktorischen Untersuchung nimmt man verschiedene Ebenen wahr: die Kopfnote, die Herznote und die Basisnote. Dasselbe gilt für einen fertigen Duft: Als erstes steigt einem die Kopfnote in die Nase, nach einiger Zeit entwickelt sich die Herznote und schließlich der Fond, die Basisnote. Diese drei Duftkomponenten enthält jedes Parfüm.
Düfte unterscheiden sich auch durch ihre Beständigkeit: Manche sind leicht und ihr Duft verfliegt recht schnell, andere bleiben länger wahrnehmbar. Dies hat mit der Zusammensetzung von Kopf-, Herz- und Basisnote zu tun.

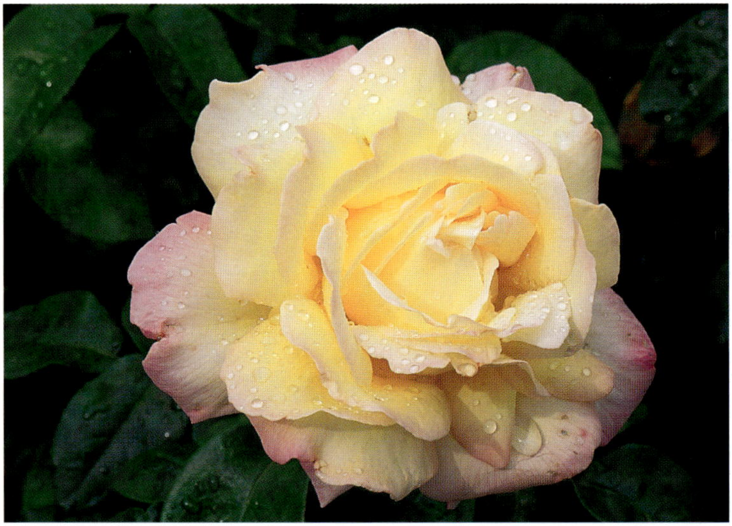

Klassische Noten in der Welt der Parfüms sind Blütendüfte – besonders beliebt ist die Rose.

Frisch und flüchtig – die Kopfnote

Die Kopfnote eines Duftes steigt einem sofort in die Nase; sie macht den ersten Eindruck einer Duftmischung aus. Diese Duftkomponente ist recht kurzlebig, denn nach wenigen Minuten hat sie sich verflüchtigt.
Es gibt ätherische Öle, die sich besonders gut als Kopfnotenöle eines Parfüms eignen. Sie haben einen frischen, luftigen und leichten Charakter, zum Beispiel Zitrusöle wie Bergamotte oder Clementine. Wie es PRIMAVERA-LIFE-Duftexpertin Nina Jaksch ausdrückt, »setzen Zitrusöle jeder Rezeptur das i-Tüpfelchen an Lebenslust auf.« Typische Kopfnotenöle sind auch Auszüge aus Blättern und Gräsern wie Eisenkraut oder Lemongrass.
Gebräuchliche Kopfnotenöle, die Sie auch bei eigenen Parfümkreationen verwenden können, haben wir im Folgenden für Sie zusammengestellt.

GUTE LAUNE MIT GEWÜRZDUFT

Dass Basilikum ein »Stimmungsmacher« ist, weiß man schon länger: Bereits die große Heilerin Hildegard von Bingen empfahl Basilikum als Stimmungsaufheller.

Die Kopfnoten-Öle

Anissamen (Pimpinella Anisum)

Benediktinermönche brachten die Pflanze vor etwa 1000 Jahren nach Europa. Das Öl der Anissamen ist in Frankreich eine unverzichtbare Zutat für einen selbst gemachten Pastis.
Gewinnung: durch Wasserdampfdestillation der Samen
Duft: fenchelartig, süß-warm, luftig, lebendig
Harmonische Mischungen: mit Fenchel, Koriander, Kreuzkümmel, Zimt und Bergamotte

Basilikum (Ocimum basilicum)

Aus etwa 700 Kilogramm Pflanzen wird nur ein Kilogramm Öl gewonnen! Basilikum hilft gegen schlechte Laune. Und Basilikumduft verleiht einer Komposition besondere Effekte, z. B. als Gewürznote in Herrenparfüms.
Gewinnung: durch Wasserdampfdestillation des blühenden Krautes
Duft: aromatisch, krautig, frisch-grün
Harmonische Mischungen: mit Zitrone, Lemongrass, Orange, Rose und Litsea

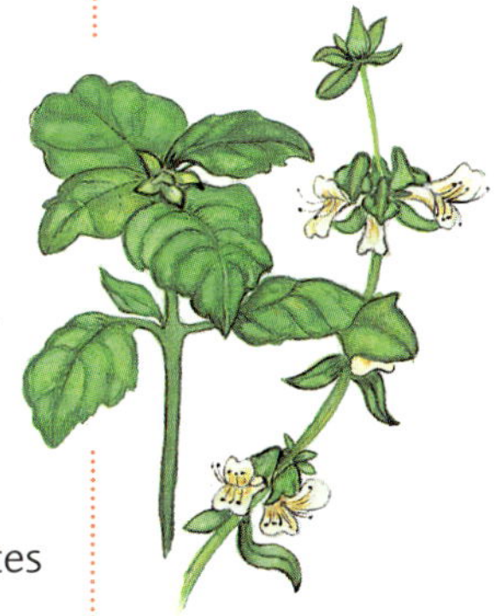

Basilikum ist eine vielseitige Pflanze.

Bay (Pimenta racemosa)
Dieses Öl ist eine unverzichtbare Zutat in würzigen Herrenparfüms.
Gewinnung: durch Wasserdampfdestillation der Blätter und Zweigspitzen
Duft: ähnlich der Gewürznelke, männlich-herb
Harmonische Mischungen: mit Zitrone, Benzoe, Orange, Ingwer, Zimt und Zeder

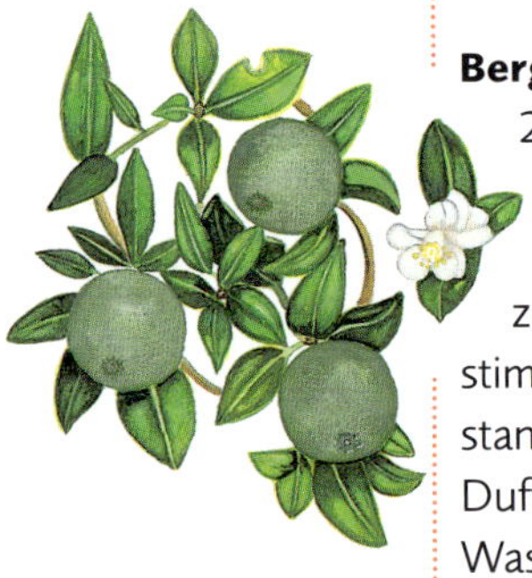

Bergamotte: Der Duft der Zitrusfrucht ist heute noch ebenso beliebt wie im Altertum.

Bergamotte (Citrus bergamia)
200 Kilogramm Fruchtschalen der birnenförmigen Zitrusfrucht müssen gepresst werden, um einen Liter Öl zu gewinnen. Das Aroma dieser Zitrusfrucht war bereits im antiken Rom ein Hit: Es zählte schon damals zu den 60 wichtigsten Düften. Wegen seiner stimmungsaufhellenden Wirkung ist der Duft ein klassischer Bestandteil der Aromatherapie. Bergamottöl ist außerdem eine typische Duftzutat des »Aqua mirabilis«, das im 19. Jahrhundert als Kölnisch Wasser weltberühmt wurde (siehe Seite 10).
Gewinnung: durch Kaltpressung der noch grünen Fruchtschalen
Duft: grün-fruchtig, frisch, mit heiterer Ausstrahlung
Harmonische Mischungen: mit nahezu allen anderen ätherischen Ölen, besonders mit Neroli, Ylang-Ylang, Rose, Zeder, Vetiver, Rosengeranie, Lavendel und Schafgarbe

Bergamotteminze (Mentha citrata)
Diese seltene Minze gibt dem Chartreuse, dem berühmten Kräuterlikör der Karteusermönche, seinen unverwechselbaren Charakter.
Gewinnung: durch Wasserdampfdestillation des Krauts
Duft: leicht minzig, zart, frisch, süßlich
Harmonische Mischungen: mit Lavendel, Litsea, Limette, Speicklavendel und Rosmarin

KOSTBAR
Das teure Bergamotteöl wird seit Jahrtausenden gerne verwendet. Es verleiht übrigens dem beliebten »Earl Grey« Tee seinen besonderen Geschmack

Bitterorange (Citrus aurantium)
Die Bitterorange liefert gleich drei wertvolle Parfümöle: Neroliöl, Bitterorangenöl und Öl Petit Grain.
Gewinnung: Neroliöl: durch Destillation der Blüten; Bitterorangenöl: Auspressen der Frucht; Öl Petit Grain: durch Destillation oder Extraktion der Blätter und Zweige
Duft: fruchtig-frisch, süß-warm
Harmonische Mischungen: mit allen ätherischen Ölen

Blutorange (Citrus sinensis)
Gewinnung: durch Kaltpressung der Fruchtschale
Duft: fruchtig-frisch, süßer als Orange
Harmonische Mischungen: mit fast allen ätherischen Ölen

Cajeput (Melaleuca cajuputi)
Cajeput ähnelt einer Mischung aus Teebaumöl und Niauli.
Gewinnung: durch Wasserdampfdestillation der Blätter
Duft: stark und frisch, eukalyptusartig
Harmonische Mischungen: mit Rosmarin, Kampfer, Riesentanne, Douglasie, Niauli

Citronella (Cymbopogon nardus)
Gewinnung: durch Wasserdampfdestillation des Grases
Duft: frisch, herb, zitronig-balsamisch
Harmonische Mischungen: mit Melisse, Eisenkraut, Zeder, Konifere

Clementine (Citrus deliciosa)
Gewinnung: durch Kaltpressung der Fruchtschale
Duft: süß, warm, spritzig, fruchtig
Harmonische Mischungen: mit allen anderen Zitrusölen und mit Douglasie, Vanille, Benzoe, Sandelholz

Dill (Anethum graveolens)
Dieser Duft gehört einfach in jedes würzige Kräuterparfüm!
Gewinnung: durch Wasserdampfdestillation des Krauts mit Samen
Duft: intensiv, würzig, frisch
Harmonische Mischungen: mit Anis, Fenchel, Koriander, römischer Kamille, Lavendel extra und Pfeffer

Eisenkraut (Lippia citriodora)
Eisenkrautöl wird in Frankreich, aber auch – mit einem besonders frischen Duftcharakter – in den peruanischen Anden gewonnen. Achtung: Wenden Sie dieses Öl bitte nur in der Duftlampe an, nicht auf die Haut geben!
Gewinnung: durch Wasserdampfdestillation der Blätter
Duft: frisch, hell, zitronenartig
Harmonische Mischungen: mit Minze, Neroli, Lemongrass, Palmarosa, Tolu und allen Zitrusölen

SO WIRD'S GÜNSTIGER

Reines Eisenkrautöl ist sehr teuer. Eine preiswerte Alternative zum reinen Eisenkrautöl ist eine Mischung mit einem Anteil von 90 Prozent Lemongrass.

Estragon (Artemisia dracunculus)
Gewinnung: durch Wasserdampfdestillation des Krautes
Duft: aromatisch-frisch, würzig, anisartig
Harmonische Mischungen: mit Limette, Rosmarin und Zitrone

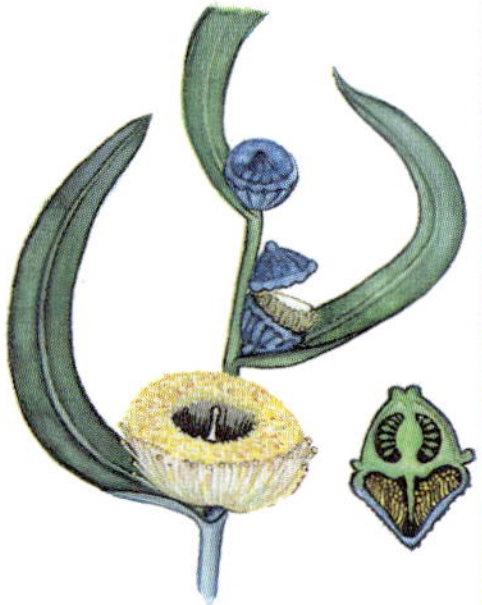

Eukalyptus verströmt einen sehr frischen, etwas scharfen Geruch.

Eukalyptus (Eucalyptus globulus, Eucalyptus dives, Eucalyptus radiata)
Aus 50 Kilogramm Blättern und Zweigen gewinnt man einen Liter Öl.
Gewinnung: durch Wasserdampfdestillation
Duft: krautig-frisch, scharf, kampferartig; Eucalyptus citiodora und der Eucalyptus radiata sind etwas milder als Eucalyptus globulus
Harmonische Mischungen: mit Myrte, Pfefferminze, Rosmarin, Thymian, Zitrone und Kiefernnadel

Galbanum (Ferula galbaniflua)
Dieses Öl braucht man für eine Vielzahl von blumigen und würzigen Parfüms.
Gewinnung: durch Wasserdampfdestillation des Harzes
Duft: warm, würzig, balsamisch, pfeffrig
Harmonische Mischungen: mit Kamille, Fenchel, Blütenölen, Sandelholz und Ho-Blättern

Gingergras (Cymbopogan martinii var. sofia)
Gewinnung: durch Wasserdampfdestillation des Grases
Duft: frisch, leicht, zitrusartig
Harmonische Mischungen: mit Eukalyptus, Myrte, Koniferen- und Zitrusölen

Grapefruit (Citrus paradisi)
Dieses Öl gibt vielen Düften eine typisch spritzige Kopfnote.
Gewinnung: durch Kaltpressung der Fruchtschale
Duft: leicht, spritzig-frisch, fruchtig, bitter-süß
Harmonische Mischungen: mit Benzoe, Honig, Douglasfichte, Minzen, Riesentanne, Tonka, Tolu und Ylang-Ylang

Indian Lime (Citrus medica)
Indian Lime ist ein richtiges »Gute-Laune-Öl« – und eine neue Spezialität: Es ist ein Mix aus den Blättern und den Früchten des Limettenbaumes.

Gewinnung: durch Wasserdampfdestillation
Duft: lebendig-spritzig, frisch, fruchtig
Harmonische Mischungen: mit Gewürznoten, Zitrus- und Koniferenölen

Lavendelsalbei / Salbeiöl spanisch (Salvia lavandulifolia)
Die Pflanze gehört zur Familie des Salbei. Den Namen verdankt der Lavendelsalbei lediglich seinen Blättern, die denen des Lavendels gleichen.
Gewinnung: durch Wasserdampfdestillation des Krautes
Duft: mild-kampferartig, frisch, krautig
Harmonische Mischungen: mit Lavendel, Zitrone, Rosmarin verbenon, Litsea und Muskatellersalbei

Lemongrass (Cymbopogon flexuosus)
Lemongrass stammt aus Indien, wo es zum Heilen der verschiedensten Beschwerden eingesetzt wird. Das Öl gibt frischen Kompositionen eine wunderbar leichte, beschwingte Note.
Gewinnung: durch Wasserdampfdestillation des Grases
Duft: zitrusartig, frisch, kühl, kraftvoll
Harmonische Mischungen: mit Eukalyptus, Myrte, Koniferenölen, Zitrusölen, Limette und Rosengeranie

FRISCHMACHER
Der Duft von Lemongrass fördert die Konzentration und wirkt aufmunternd. Genau das Richtige, wenn Sie einmal müde und abgespannt sind.

Limette (Citrus medica)
Aus etwa 80 Kilogramm Fruchtschale wird lediglich ein Liter Öl gewonnen.
Gewinnung: durch Kaltpressung der Fruchtschale oder Wasserdampfdestillation der gemahlenen Früchte
Duft: exotisch-frisch, strahlend und spritzig
Harmonische Mischungen: mit allen anderen Ölen

Litsea Cubeba (Litsea cubeba)
Wegen seiner zitronenartig duftenden Blätter wird der Litseabaum auch Litsea citrata genannt. Seine kleinen Früchte sehen wie Pfefferfrüchte aus.
Gewinnung: durch Wasserdampfdestillation der Früchte
Duft: frisch, hell, zitronig
Harmonische Mischungen: mit verschiedenen Blütenölen, Koniferen- und Zitrusölen

Mandarine (Citrus reticulata)
Gewinnung: durch Kaltpressung der Fruchtschale
Duft: warm, süß, weich-fruchtig
Harmonische Mischungen: mit Benzoe Siam, Honig, Kakao, Patschuli, Sandelholz, Tolu, Tonka-Extrakt, Vanille-Extrakt, Zimtblättern und allen anderen Zitrusölen

Niauli (Melaleuca quinquinerva)
Gewinnung: durch Wasserdampfdestillation der Zweige und Blätter
Duft: krautig-scharf, kampferartig
Harmonische Mischungen: mit Ysop, Cajeput, Douglasfichte, Eukalyptus , Myrte, Riesentanne, Rosmarin und Zirbelkiefer

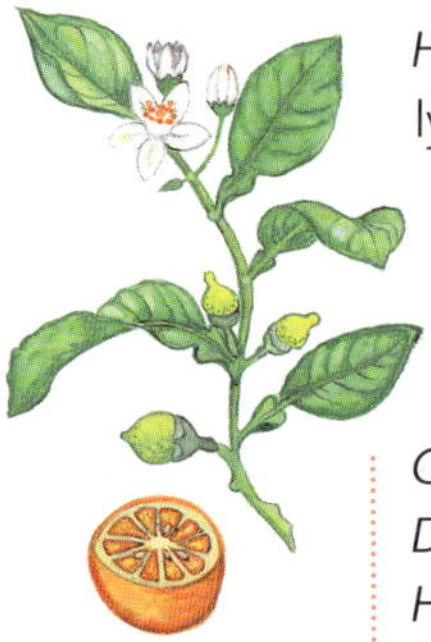

Orange (Citrus sinensis)
200 Kilogramm Orangenschalen werden ausgepresst, um einen Liter Öl zu gewinnen.
Gewinnung: durch Kaltpressung der Schalen
Duft: fruchtig-frisch, warm, süß
Harmonische Mischungen: mit allen ätherischen Ölen

Der fruchtig-warme Duft von Orangen wirkt beruhigend und erheiternd.

Petit Grain (Citrus aurantium, ssp. Amara)
Das klassische Öl Petit Grain, auch Bigarde genannt, stammt vom Bitterorangenbaum (siehe Seite 14). Öl Petit Grain wird aber darüber hinaus auch aus der duftenden Mandarine, Bergamotte und Zitrone gewonnen.
Gewinnung: durch Wasserdampfdestillation der Blätter und Zweige
Duft: Petit Grain von Bitterorange duftet luftig, herb-frisch, zitronig; das Öl der Mandarine duftet lieblicher und blumiger
Harmonische Mischungen: mit Zitrusdüften, Neroli, Bitterorange, Jasmin, Cistrose und Palmarosa;
das lieblichere Öl Petit-Grain von der Mandarine harmoniert besonders gut mit Zitrusdüften, Veilchenblättern, Magnolienblüte, Iris, Rose und Mimose

Pfefferminze (Mentha piperita)
Gewinnung: durch Wasserdampfdestillation der Blätter
Duft: strahlend-frisch, kühl, aktiv, stechend
Harmonische Mischungen: mit Cajeput, Grapefruit, Lavandin und Rosmarin

Ravensara (Ravensara aromatica)
Gewinnung: durch Wasserdampfdestillation der Blätter
Duft: leicht kampfrig, eukalyptusartig, klar, streng
Harmonische Mischungen: mit Cajeput, Myrte und Lemongrass

Rosmarin (Rosmarinus officinalis)
100 Kilogramm Rosmarinpflanzen werden für einen Liter Öl verarbeitet. Rosmarin unterscheidet sich stark nach seinen Anbaugebieten: Sehr kampfrig ist z. B. das Öl des spanischen Rosmarin, milder ist das der französischen oder portugiesischen Pflanzen.
Gewinnung: durch Wasserdampfdestillation des Krautes
Duft: kühl, klar, frisch, aktiv
Harmonische Mischungen: mit Zitrusölen, Wacholder, Ysop, Pfeffer und Koniferenölen

Salbei (Salvia officinalis)
Gewinnung: durch Wasserdampfdestillation des Krautes
Duft: typisch, würzig
Harmonische Mischungen: mit Lavendel, Thymian, Pfefferminze, Majoran und Rosmarin

Spearmint (Mentha spicata)
Bekannt ist der Spearmintduft vor allem als die typische »Kaugummifrische«.
Gewinnung: durch Wasserdampfdestillation des Krautes
Duft: frisch, grün, klar, aktiv
Harmonische Mischungen: mit Rosmarin, Zitrone, Grapefruit, Basilikum und Eukalyptus

Vielseitig: Frische Agrumennoten

Agrumenöle nennt man alle ätherischen Öle mit dem Charakter von Zitrusfrüchten. Diese Düfte sind typisch für die Kopfnote eines Parfüms. Aufgrund Ihrer Frische sind sie vielseitig einsetzbar:

- Als Eau de Cologne ist ein Agrumen-Akkord, also der Mix verschiedener Agrumenöle, ein eigenständiger Duft.
- Als erfrischende Komponente für blumige und holzige Noten kann ein Agrumen-Akkord auch Düften der Richtungen Chypre und Fougère einen Hauch Frische geben.

EIN KRAUT FÜR ALLE FÄLLE

Rosmarin war bereits im Mittelalter wegen seiner heilenden Wirkung bekannt. Auch kosmetisch war es schon immer recht bedeutsam: Es soll unter anderem die Haut verschönern.

Wacholderbeere (Juniperus communis)
Aus etwa 100 Kilogramm Beeren wird ein Liter Öl gewonnen.
Gewinnung: durch Wasserdampfdestillation der Zweige mitsamt der Früchte
Duft: fruchtig und kraftvoll
Harmonische Mischungen: mit Rosmarin, Koniferenölen, Zitrone, Grapefruit, Litsea und Myrte

Ysop (Hyssopus officinalis)
Ysop ist das klassische Räucherwerk in Tempeln. Der Duft der Pflanze wird schon in der Bibel als reinigend und läuternd erwähnt.
Gewinnung: durch Wasserdampfdestillation des Krautes
Duft: würzig, klar, süß, mit Honignote
Harmonische Mischungen: mit Salbei, Lavendelsalbei, Zitrone, Rosmarin, Latschenkiefer, Lavendel und Eisenkraut

Zitrone (Citrus limonum)
Aus etwa 3000 Zitronen wird ein Liter Öl gewonnen.
Gewinnung: durch Kaltpressung der Fruchtschale
Duft: aktiv, strahlend, frisch, spritzig, luftig, klar
Harmonische Mischungen: mit Zypresse, Wacholder, Lavendel, Thymian, Koniferenölen, Myrte und Zirbelkiefer

SANFTE DOMINANZ
Für die Herznote eines Parfums eignen sich die klassischen Blütendüfte wie Rose oder Jasmin besonders gut.

Beständiger – die Herznote

Diese Komponente des Duftes heißt nicht von ungefähr Herznote, denn so wie das menschliche Organ lebenswichtig ist, bringt die Herznote Leben in eine Duftkomposition. Sie macht den typischen, unverwechselbaren Charakter eines Parfüms aus und vereinigt mit Hilfe der Kopf-Herz-Note sowie der Herz-Basisnote (siehe Seite 31) die verschiedenen Komponenten zu einem harmonischen Ganzen.
Herznoten brauchen einige Minuten, bis sie sich entfalten, können aber dann bis zu zehn Stunden wahrnehmbar bleiben. Für die Herznote eines Parfüms werden in erster Linie Blütendüfte wie beispielsweise Rose, Jasmin, Lavendel, Ylang-Ylang oder Geranie eingesetzt oder auch Kräuter und Blätter, zum Beispiel Myrte oder Melisse (siehe auch folgende Auflistung).

Die Herznoten-Öle

Akazienblüte (Acacia farnesiana)
Das dunkelgelbe Absolue der Akazienblüte, auch Cassie genannt, wird in der klassischen Parfümerie mit Veilchennoten komponiert.
Gewinnung: durch Extraktion der Blüten
Duft: strahlend, süß-blumig, ein Hauch Orangenblüte
Harmonische Mischungen: mit Bergamotte, Ylang-Ylang, Sandelholz und Blütenölen

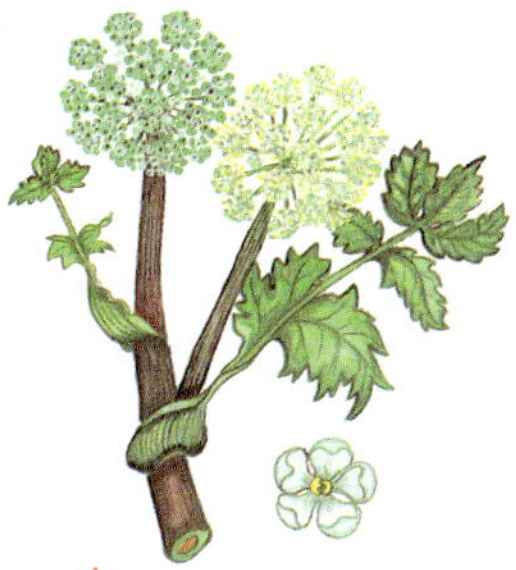

Die Angelikapflanze wächst bevorzugt an schatttigen, feuchten Plätzen, beispielsweise an den Ufern von Flüssen und Seen.

Angelikawurzel (Angelica arachangelica)
Angelikawurzel verleiht Herrenparfüms eine würzige Note.
Gewinnung: durch Wasserdampfdestillation
Duft: bitter-aromatisch, erdig, krautig
Harmonische Mischungen: mit Fenchel, Bergamotte, Teebaum, Myrte, Koniferenölen und Grapefruit

Champaca (Michelia champaca)
In Asien sind die Blüten dieses Magnoliengewächses traditionelle Ritual- und Opferblüten.
Gewinnung: durch Wasserdampfdestillation; ein per Extraktion gewonnenes Absolue ist schwerer und voller
Duft: blumig, exotisch, voll, schwerer Blütenduft
Harmonische Mischungen: mit Blütenölen, Ho-Blättern, Sandelholz, Veilchenblättern, Öl Petit Grain und Clementine

Frangipani (Plumeria acutifolia Poir)
Das Öl ist sehr teuer, da die Blüten ausgesprochen selten sind.
Gewinnung: durch Extraktion der Blüten (Frangipani-Absolue)
Duft: exotisch, süß-blumig, tropisch
Harmonische Mischungen: mit Jasmin, Rose, Zitrusölen und Rosenholz

Gartennelke (Dianthus caryophyllus)
Dieser Duft ist für sich allein schon ein feines Naturparfüm.
Gewinnung: durch Extraktion der Blüten
Duft: blumig, würzig, voll, sinnlich
Harmonische Mischungen: mit Mimose, Rose, Rosenholz und Tuberose

Ginster-Absolue (Spartium junceum)
Gewinnung: durch Extraktion der Blüten
Duft: jugendlich, honigartig, betörend
Harmonische Mischungen: mit Blütenölen, Limette, Sandelholz, Akazienblüte, Mimose, Benzoe, Koriander, Tolu

Iris (Iris germanica)
Irisöl, benannt nach der Göttin des Regenbogens, stammt aus der florentinischen Schwertlilie
Gewinnung: durch Wasserdampfdestillation der Wurzeln (siehe Seite 56)
Duft: veilchenartig, strahlend, fein, blumig, pudrig
Harmonische Mischungen: mit allen Blütenölen sowie Sandelholz und Lavendel

Jasmin-Absolue (Jasminum grandiflorum)
Aus der schier unvorstellbaren Zahl von ungefähr acht Millionen Jasminblüten wird nur ein Liter Absolue gewonnen. Jasminöl zählt darum zu den wertvollsten und teuersten Ölen. Ein Milliliter kostet etwa 15 Mark.
Gewinnung: durch Extraktion der Blüten (siehe Seite 57)
Duft: betörend, blumig, sinnlich, schwer
Harmonische Mischungen: mit Champaca, Gewürzölen, Neroli, Rosengeranie, Rosenholz, Sandelholz und Zitrusölen

GEGEN STIMMUNGSTIEFS
Die Wirkung von Johanniskraut als Antidepressivum ist inzwischen wissenschaftlich belegt

Johanniskraut (Hypericum perforatum)
Johanniskraut ist eine alte Kulturpflanze, die eng mit der Sommersonnenwende verbunden ist.
Gewinnung: durch Wasserdampfdestillation des Krautes
Duft: heuartig, warm
Harmonische Mischungen: mit Lavendel extra, Galbanum, Bergamotte und Muskatellersalbei

Kamille blau (Chamomilla recutita)
Man benötigt etwa 400 bis 500 Kilogramm blaue Kamille, um einen Liter Öl zu gewinnen.
Gewinnung: durch Wasserdampfdestillation der Blüten
Duft: krautig-warm, umhüllend
Harmonische Mischungen: mit Schafgarbe, Lavendel und Rose

Lavandin (Lavendula hybrida)
Lavandin entstand durch die Kreuzung von Speicklavendel und feinem Lavendel. Aus etwa 70 bis 100 Kilogramm der hocharomatischen Pflanze gewinnt man ein Kilogramm Öl.
Gewinnung: durch Wasserdampfdestillation
Duft: frisch, krautig
Harmonische Mischungen: mit Rosmarin, Speicklavendel, Wiesenkönigin und Zitrone

Lavendel (Lavendula angustifolia)
Für einen Liter Öl bester Qualität werden etwa 120 Kilogramm Pflanzen benötigt. Lavendel fein ist der klassische Lavendel.
Gewinnung: durch Wasserdampfdestillation der Rispen und Stängel
Duft: frisch, blumig-krautig, luftig und klar; Lavendel extra hat ein besonders volles, nuancenreiches Duftbouquet
Harmonische Mischungen: mit allen anderen Ölen

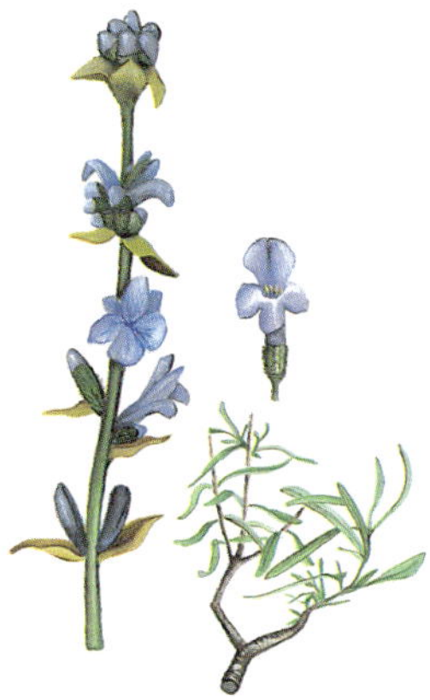

Lavendel: der Duft nach Freiheit, Urlaub und Entspannung.

Magnolienblüte (Michelia champaca)
Ein ausgesprochen seltenes Öl.
Gewinnung: durch Wasserdampfdestillation der Blüten
Duft: fein, lieblich, zart
Harmonische Mischungen: mit Elemi, Gartennelke, Jasmin, Rose und Sandelholz

Mairose (Rosa centifolia)
Die »Rose de Mai«, einst eine Spezialität der Stadt Grasse, wird heute vor allem in Marokko angebaut. Ein Muss für blumige Parfüms.
Gewinnung: durch Extraktion der Blüten
Duft: fein, berauschend, blumig, rosig, fruchtig mit einer Honignote
Harmonische Mischungen: mit Jasmin, Koriander, Sandelholz, Lavendel extra, Patschuli und Zeder

Duftiges aus den Bergen

Beim Lavendel macht die Höhenlage den Unterschied: Erstklassige Anbaugebiete befinden sich in über 800 Metern Höhe in Südfrankreich. Nina Jaksch: »Lavendel extra, der wilde Berglavendel, wird z. B. für PRIMAVERA LIFE exklusiv in den Hügeln der Haute Provence auf 800 bis 1200 Metern Höhe in Wildsammlung geerntet.«

KOSTSPIELIGES DUFTERLEBNIS
Melisse ist ein recht beliebtes Kraut, das viele auf Balkon und Terrasse ziehen. Das Öl dieser Pflanze ist jedoch sehr teuer: Ein Milliliter kostet 35 bis 40 DM.

Melisse (Melissa officinalis)
Frische Melissenblätter duften zitronenartig, wenn man sie zwischen den Fingern zerreibt. Darum wird die Pflanze auch Zitronenmelisse genannt. 7000 Kilogramm Pflanzen werden für einen Liter Öl benötigt! Deshalb gehört Melissenöl zu den mit Abstand teuersten ätherischen Ölen.
Gewinnung: durch Wasserdampfdestillation des Krautes
Duft: zitrusartig
Harmonische Mischungen: mit Lavendel, Rose, Neroli und römischer Kamille

Mimosen-Absolue (Acacia dealbata)
Dieses Öl gibt jungen, blumigen Naturdüften eine feine Note.
Gewinnung: durch Extraktion der Blüten
Duft: lieblich, weich, zart-blumig
Harmonische Mischungen: mit Champaca, Magnolienblüte, Honig, Neroli, Rosengeranie, Rosenholz und Sandelholz

Narzissen-Absolue (Narcissus poeticus)
Gewinnung: durch Extraktion der Blüten
Duft: hell, blumig-honigartig, Anklang an Heu
Harmonische Mischungen: mit Jasmin, Honig, Ingwer, Neroli, Bergamotte, Rosengeranie, Grapefruit und Zitrone

Nelke (Syzygium aromaticum)
Gewinnung: durch Wasserdampfdestillation der Blätter oder der getrockneten Nelkenknospen
Duft: würzig, warm, kräftig, trockener Gewürzduft; Nelkenknospen: kraftvoll, warm, süßlich, würzig, scharf
Harmonische Mischungen: mit Benzoe Siam, Gewürzölen, Honig und Zitrusölen. Nelkenknospen: mit Gewürz- und Zitrusölen

Neroli (Citrus aurantium ssp. aurantium)
1000 Kilogramm Blüten ergeben nur einen Liter ätherisches Öl. Neroli, im Volksmund auch Pommeranze genannt, wurde im 18. Jahrhundert als die Grundlage des berühmtesten Eau de Colognes bekannt: des »Kölnisch Wassers 4711«.
Gewinnung: durch Wasserdampfdestillation der Blüten oder der Blütenknospen

Duft: zart-blumig, frisch, süß, lieblich
Harmonische Mischungen: mit Benzoe Siam, Bergamotte, Champaca, Öl Petit Grain, Rose, Tuberose und Zitrusölen

Osmanthus-Absolue (Osmanthus fragrans)
China ist die Heimat des Osmanthus, der einen verschwenderischen Verwöhnduft liefert.
Gewinnung: durch Extraktion der Blüten
Duft: voll, exotisch, süß, blumig.
Harmonische Mischungen: mit Benzoe, Tonka, Magnolie, Honig, Neroli, Rosengeranie, Rosen- und Sandelholz

Palmarosa (Cymbopogon martinii, var. motia)
Gewinnung: durch Wasserdampfdestillation des Grases
Duft: rosenähnlich, fein-blumig
Harmonische Mischungen: mit Lavendel, wilder Kamille, Melisse, Eisenkraut und Sandelholz

Rose
Kostbare Öle werden nur aus wenigen Rosenarten gewonnen. So aus der Rosa damascena, der Rosa alba und der Rosa centifolia. Aus 3500 bis 5000 Kilogramm Blüten erhält man ein Kilogramm Öl.
Gewinnung: durch Wasserdampfdestillation der Blüten, z. B. in traditionellen Kupferdestillen
Duft: bulgarische Rose: süß, schwer, tiefblumig, warm, auch honigartig und orientalisch

Wettlauf mit der Hitze des Tages

»Teuer wie Rosenöl« ist eine gängige Redensart in Bulgarien. Dort, am Fuß des Balkangebirges, liegt seit Jahrhunderten das größte geschlossene Rosenanbaugebiet der Welt. Kultiviert wird hier beispielsweise die edle Damaszenerrose, ein heckenrosenähnlicher Strauch, der nur an ungefähr 30 Tagen im Jahr blüht.
Die Rosenblüten werden im Wettlauf mit der Sonne geerntet, denn je wärmer es wird, umso mehr verlieren die Rosen von ihren ätherischen Ölen. Mittags sind die Blüten schon nur noch halb so gehaltvoll wie zum Zeitpunkt des Sonnenaufgangs.

WERTVOLL
Rosenöl ist sehr teuer, weil dafür unzählige Blüten bearbeitet werden müssen. Um nur einen einzigen Tropfen Rosenöl zu gewinnen, muss man etwa 30 Blüten destillieren.

indische Rose: frisch, voll, blumig
marokkanische Rose: ähnlich wie die bulgarische Rose, aber leichter und eleganter
türkische Rose: voll, schwer, warm, blumig
Harmonische Mischungen: mit Sandelholz, Lavendel, Melisse, Neroli, Jasmin, Iris, Frangipani, Gewürznoten, Bergamotte, Zeder, Orange, Limette, Mandarine und Bitterorange

Rosengeranie (Pelargonium graveolens)
800 Kilogramm Blätter werden für einen Liter Öl verarbeitet.
Gewinnung: durch Wasserdampfdestillation
Duft: warm, rosig, sonnig-blumig
Harmonische Mischungen: mit allen ätherischen Ölen

DAS GESUNDHEITSÖL

Teebaumöl hat sich in den letzten Jahren aufgrund seiner heilenden Wirkung einen Namen gemacht: So hilft es bei vertschiedenen Hautleiden und stärkt die Immunabwehr.

Schafgarbe (Achillea millefolium)
Etwa 500 Kilogramm blühendes Kraut braucht man für einen Liter Öl.
Gewinnung: durch Wasserdampfdestillation
Duft: warm, krautig, bitter-aromatisch
Harmonische Mischungen: mit Lavendel, Muskatellersalbei, Kamille, Majoran und Rosengeranie

Schwarzkümmel (Nigella sativa)
Gewinnung: durch Wasserdampfdestillation der Samen
Duft: aromatisch, pfeffrig-würzig
Harmonische Mischungen: mit Fenchel, Anis und Kardamom

Speicklavendel (Lavendula latifolia)
Gewinnung: durch Wasserdampfdestillation der Rispen
Duft: frisch, krautig, klar, lavendelartig (siehe Seite 23), mit einer Kampfernote
Harmonische Mischungen: mit Rosmarin, Zitrone, Wiesenkönigin und Grapefruit

Teebaum (Malalleuca alternifolia)
Gewinnung: durch Wasserdampfdestillation der Blätter und Zweige
Duft: streng, medizinisch, würzig, krautig
Harmonische Mischungen: mit Lavendel, Rose, Sandelholz, Palmarosa und Thymian

Tuberosa Absolue (Polianthes tuberosa)
Strahlend-weiß sind die Blüten der Tuberosa, auch Nachthyazinthe genannt. Rat ki rani, Herrin der Nacht, heißt die Sinnliche in ihrer Heimat Indien.
Gewinnung: durch Extraktion der Blüten oder Enfleurage
Duft: wunderbar süß, betörend, blumig, sehr feminin
Harmonische Mischungen: mit Blütenölen, Rosenholz und Sandelholz

Veilchenblätter Absolue (Viola odorata)
Eine klassische grüne Blattnote, die Blütendüfte abrundet.
Gewinnung: durch Extraktion aus den Blättern
Duft: satte Grünnote mit einem Hauch von Veilchen
Harmonische Mischungen: mit Iris, Tuberose, Narzisse, Rose und Magnolienblüte

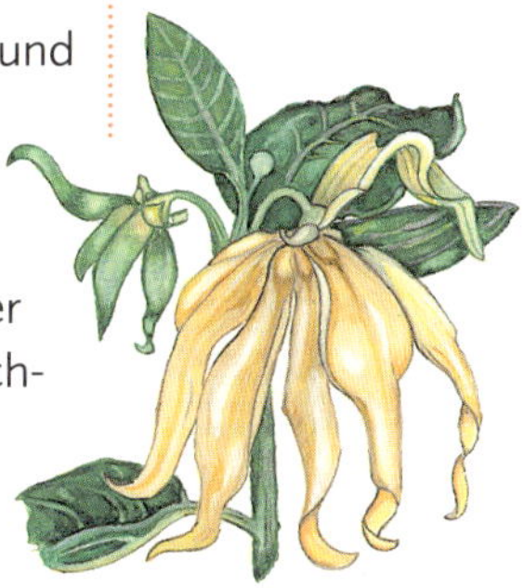

Ylang-Ylang – das Öl dieser Pflanze verströmt einen atemberaubend sinnlichen Duft.

Ylang-Ylang (Cananga odorata)
Aus etwa 50 Kilogramm Blüten gewinnt man lediglich einen Liter Öl. Bekannt ist Ylang-Ylang vor allem als typische Note orientalisch-schwerer Parfüms.
Gewinnung: durch Wasserdampfdestillation
Duft: schwer, blumig-blütig, süß-exotisch, orientalisch
Harmonische Mischungen: mit Jasmin, Sandelholz, Rose, Zitrusölen, Zeder, Tonka und Rosengeranie

Zimt (Cinnamomum ceylanticum)
Gewinnung: durch Wasserdampfdestillation der Rinde; das Blattöl ist leichter zu gewinnen und darum preiswerter
Duft: kräftig, süß, intensiv-würzig; das Blattöl hat einen starker Gewürznelkenduft
Harmonische Mischungen: mit Clementine und Orange, mit Nelkenknospe, Ingwer, Tonka, Tolu und Vanille

Zypresse (Cupressus sempervirens)
100 Kilogramm Zweige und Zapfen ergeben einen Liter Öl.
Gewinnung: durch Wasserdampfdestillation
Duft: herb, klar, harzig, holzig
Harmonische Mischungen: mit Zitrusölen, Wacholder, Patschuli und Zeder

FLÜCHTIGES ERLEBNIS

Jeder Duft besteht aus Kopf-, Herz- und Basisnote. Lediglich dem Eau de Cologne fehlt die beständige Basisnote: Das ist auch der Grund dafür, warum es relativ schnell verfliegt.

Langanhaltend – die Basisnote

Die Ausnahme unter den Duftkompositionen macht das Eau de Cologne: Es hat keine Basisnote. Bei allen anderen Duftkompositionen sorgt die Basisnote dafür, dass der Parfümduft gekräftigt und abgerundet wird und länger anhält. Der Fond eines Basisnotenöls ist der Geruch, der auch dann noch auf dem Riechstreifen wahrnehmbar ist, wenn das Parfüm schon lange getrocknet ist. Basisnoten können mehrere Monate lang erhalten bleiben.

Zu den Basisnotenölen zählen in erster Linie die Öle von Hölzern und Rinden sowie harzige, erdige Noten wie Rosen- oder Sandelholz, Patschuli, Bay, Benzoe, Tolu, Vetiver, Fichte, Zeder, Zimt, Weihrauch oder Zypresse. Zur Basisnote wird in der Regel auch die Fixativnote gezählt. Diese bilden zumeist schwere Düfte, die die Wirkung aller übrigen Komponenten verbinden und verstärken. Verschiedene Öle, die die Basisnote eines Parfüms prägen, finden Sie im Folgenden.

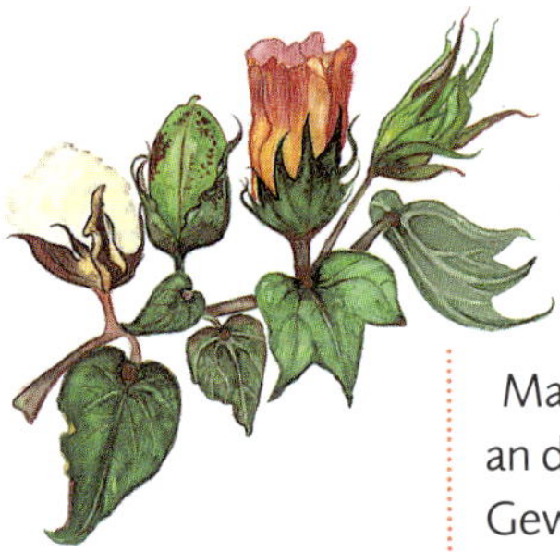

Der Wohlgeruch von Benzoe ist wie eine warme, beruhigende Dufthülle.

Die Basisnotenöle

Benzoe Siam (Styrax tonkinensis)

Benzoe rundet blumige Mischungen ab. Das besonders hochwertige Benzoe Siam wird in den Bergen von Laos gewonnen: Man schneidet ins Holz der Bäume, und der flüssige Balsam härtet an der Luft aus. Von einfacherer Qualität ist Benzoe Sumatra.

Gewinnung: durch Wasserdampfdestillation des Harzes

Duft: warm, süß, balsamisch, stark haftend

Harmonische Mischungen: mit Jasmin, Rose, Magnolienblüte, Frangipani, Vetiver und Rosengeranie

Eichenmoos (Evernia prunastri)

Dieser Duft ist eine Hauptkomponente der klassischen Chypre-Note (siehe Seite 48 ff.).

Gewinnung: durch Extraktion des Mooses

Duft: erdig-moosig, waldig-rauchig, männlich; ein guter Fixateur

Harmonische Mischungen: mit Koniferenölen, Zitrusnoten, Vetiver, Patschuli und Douglasie

Elemi (Canarium luzonicum)
Dieses Öl ist ein gutes Fixativ für würzige Duftmischungen.
Gewinnung: durch Wasserdampfdestillation des Harzes
Duft: süß, frisch, harzig, leicht zitronige Note
Harmonische Mischungen: mit Blütenölen, Weihrauch, Sandelholz, Ho-Blättern, Myrrhe und Benzoe

Honig / Bienenwachs
Gewinnung: durch Extraktion
Duft: warm, süßer Honig-Wachs-Duft
Harmonische Mischungen: mit Orange, Mandarine, Clementine, Zimt, Nelke, Rose und Narzisse

Karottensamen (Daucus carota)
Gewinnung: durch Wasserdampfdestillation der Samen
Duft: warm, erdig, aromatisch
Harmonische Mischungen: mit Lavendel extra, Rosengeranie, Rose, Fenchel, Zeder, Gewürznoten

Moschuskörner (Hibiscus abelmoschus)
Moschuskörneröl stammt von einer Hibiskusart; erst wenn das Öl verdünnt wird, kann der Duft sich wirklich optimal entfalten.
Gewinnung: durch Wasserdampfdestillation aus den kleinen Samen
Duft: intensiv, tief, schwer, erotisch
Harmonische Mischungen: mit Blütenölen, Vetiver, Benzoe, Honig, Koriander, Tolu, Tonka und Rose

SCHWER UND INTENSIV
Der Duft des Moschuskörneröls eignet sich dazu, die gesamte Duftkomposition zu fixieren und alle Komponenten zu verbinden.

Myrrhe (Commiphora molmol)
Gewinnung: durch Wasserdampfdestillation des Harzes
Duft: tief, bittersüß, aromatisch, exotisch-geheimnisvoll
Harmonische Mischungen: mit Rose, Styrax, Tonka, Tol und Weihrauch

Oud (Aquilaria agallocha)
Oud-Öl ist eine Rarität, die ihren Preis hat. Es stammt von Holz, das von einem Schimmelpilz befallen ist (z. B. aus Kambodscha) und entwickelt einen einzigartigen Duft.
Gewinnung: durch Wasserdampfdestillation des Holzes
Duft: tief, mystisch, erdig, balsamisch

Harmonische Mischungen: mit Rose, Weihrauch, Myrrhe, Cassia, Zimt, Tolu, Nelke, Eichenmoos und Vetiver

Styrax (Liquidamber orientalis)
Styrax ist ein gutes Fixativ in Naturparfüms.
Gewinnung: durch Wasserdampfdestillation des Balsams
Duft: frisch, harzig, balsamisch, süß
Harmonische Mischungen: mit Weihrauch, Myrrhe, Narde, Rhododendron, Ylang-Ylang und Rose

Tolu-Resinoid (Myroxylon balsamum)
Dieser Duft eignet sich ideal für Rasierwässer und exotische Düfte. Tolu ist außerdem ein guter Fixateur.
Gewinnung: durch Extraktion des Harzes
Duft: balsamisch, süß, warm, voll, vanilleartig
Harmonische Mischungen: mit Honig, Vanille, Blüten- und Koniferenölen

DUFT AUS DER BACKSTUBE
Tonkabohnen werden unter anderem auch als Zutaten für Weihnachtsgebäck, z. B. für Stollen, verwendet.

Tonka-Extrakt (Dipteryx odorata)
Dieses Öl eignet sich gut für blumige, vanillige Duftmischungen.
Gewinnung: durch Extraktion
Duft: warm, intensiv, süß, mit Mandelnote
Harmonische Mischungen: mit Rose, Jasmin, Mimose, Vetiver, Orange und Sandelholz

Vanille-Extrakt (Vanilla planifolia)
Gewinnung: durch Extraktion
Duft: warm, intensiv, süß, balsamisch
Harmonische Mischungen: mit Tonka, Rose, Honig, allen Blütenölen, Clementine und Bitterorange

Vetiver (Vetiveria zizanioides)
Dieser Duft ist ein typischer Bestandteil herber, exotischer Kompositionen. Sehr gut kommt Vetiver in Herrennoten und Rasierwässern zur Geltung. Außerdem ist es ein guter Fixateur.
Gewinnung: durch Wasserdampfdestillation der Wurzeln
Duft: schwer, erdig-wurzelig, dunkel, tief, balsamisch
Harmonische Mischungen: mit Jasmin, Sandelholz, Oud, Orange, Ylang-Ylang, Tuberose, Tonka und Kardamom

Weihrauch (Boswellia carterii)
Bis zu 20 Kilogramm Harz werden für einen Liter Öl benötigt.
Gewinnung: durch Wasserdampfdestillation
Duft: voll, balsamisch, süß, frische Harznote
Harmonische Mischungen: mit Myrte, Myrrhe, Tonka, Zeder, Cistrose, Styrax, Zitrus- und Koniferenölen

Verbindend – Kopf-Herz-Note und Herz-Basis-Note

Als Bindeglieder zwischen Kopf- und Herznote sowie zwischen Herz- und Basisnote fungieren die Kopf-Herz-Note beziehungsweise die Herz-Basis-Note.
Typische Kopf-Herznoten sind zum Beispiel Koniferenöle wie Douglasfichte oder Fichtennadel, süßes Samenöl wie Fenchel oder der feurige Ingwer. Herz-Basis-Noten sind unter anderem holzig-feine Ho-Blätter, der warme Kakaoextrakt, das rosig-warme Linaloeholz, der aromatische Rhododendron und das balsamische Sandelholzöl.
In der folgenden ausführlichen Auflistung finden Sie typische Kopf-Herz-Notenöle und Herz-Basis-Notenöle (siehe auch Seite 31ff.).

Die Kopf-Herz-Noten-Öle

Bergbohnenkraut (Satureja montana)
Dieser Duft ist eine klassische Note in orientalischen Parfümkompositionen.
Gewinnung: durch Wasserdampfdestillation des Krautes
Duft: streng, würzig, scharf, pfeffrig
Harmonische Mischungen: mit Zitrone, Basilikum, Rosmarin, Thymian und Limette

Cardamom (Elettaria cardamomum)
Gewinnung: durch Wasserdampfdestillation der Samen
Duft: aromatisch, grün, holzig-balsamisch, kraftvoll
Harmonische Mischungen: mit Zitrusfrüchten, Gewürznoten, Fenchel, Anis, Koriander, Weihrauch und Rose

KULINARISCH
Cardamon ist vielen als Gewürz bekannt. Es spielt in der Weihnachtsbäckerei eine Rolle und taucht auch bei Rezepten indischer oder orientalischer Spezialitäten auf.

ALLROUNDTALENT
Die Kamille ist eine nahezu unverwüstliche Pflanze, die gegen körperliche und seelische Leiden eingesetzt werden kann.

Cassia (Cinnamomum aromaticum)
Gewinnung: durch Wasserdampfdestillation der Blätter und Zweige
Duft: warm, süß, würzig-scharf, dem Zimtrindenöl ähnlich
Harmonische Mischungen: mit Clementine, Mandarine, Orange, Honig, Nelkenblüte und Tonka

Douglasfichte (Pseudotsuga menziesii)
Gewinnung: durch Wasserdampfdestillation der Zweige
Duft: ein sanfter Waldduft, klar, frisch, zitrusartig
Harmonische Mischungen: mit Latschenkiefer, Riesentanne, Zitrusölen, Myrte, Cajeput und Niauli

Fenchel, süß (Foeniculum vulgare dulce)
Gewinnung: durch Wasserdampfdestillation der Samen
Duft: süß, anisartig, leicht kampfrig
Harmonische Mischungen: mit Anissamen, Kreuzkümmel, Koriander, Galbanum, Lavendel und Rosengeranie

Fichtennadel (Pinus)
Gewinnung: durch Wasserdampfdestillation der Zweige
Duft: frisch, würzig, waldig
Harmonische Mischungen: mit Zitrusölen, Zeder, Douglasfichte, Zirbelkiefer, Benzoe Siam und Myrte

Ingwer (Zingiber officinale)
Ingwer ist eine typische Note für ein exotisches Naturparfüm.
Gewinnung: durch Wasserdampfdestillation der Wurzeln
Duft: feurig-scharfer Gewürzduft
Harmonische Mischungen: mit Nelkenblättern, Zitrusölen, Sandelholz, Zimt, Limette, Kardamom und Bitterorange

Kamille, römische (Chamaemelum nobile) und marokkanische (Ormenis multicaulis)
Aus etwa 150 Kilogramm römischer Kamille oder 100 Kilogramm marokkanischer Kamille (auch wilde Kamille genannt) gewinnt man einen Liter Öl.
Gewinnung: durch Wasserdampfdestillation der Blüten oder des blühenden Krautes (bei marokkanischer Kamille)
Duft: römische Kamille: fein-blumig, süß, leicht, frisch, heuartig

marokkanische Kamille: warm, krautig, wie eine Sommerwiese
Harmonische Mischungen: römische Kamille: mit Bergamotte, Myrte, Rose, Neroli, Muskatellersalbei
marokkanische Kamille: mit Bergamotte, Lavendel, Cistrose, Rosengeranie und Mimose

Kiefernnadel (Pinus silvestris)
Gewinnung: durch Wasserdampfdestillation der Zweige
Duft: frisch und harzig
Harmonische Mischungen: mit Cajeput, Eukalyptus, Myrte, Niauli, Zitrusölen und verschiedenen Koniferenölen

Koriander (Coriandrum sativum)
Gewinnung: durch Wasserdampfdestillation der Samen
Duft: würzig, warm, aromatisch, blumige Beinote
Harmonische Mischungen: mit Muskatellersalbei, Anis, Fenchel, Kreuzkümmel, Rose, Jasmin und Zitrusölen

Kreuzkümmel (Cuminum cyminum)
Gewinnung: durch Wasserdampfdestillation der Samen
Duft: würzig, warm, leicht anisartig
Harmonische Mischungen: mit Anis, Fenchel und Koriander

Latschenkiefer (Pinus mugo)
Gewinnung: durch Wasserdampfdestillation der Zweige
Duft: frisch, klar, waldig-harzig
Harmonische Mischungen: mit Cajeput, Lavendel, Myrte, Niauli, Zitrus- und Koniferenölen

Lorbeer (Laurus nobilis)
Gewinnung: durch Wasserdampfdestillation der Blätter
Duft: kraftvoll, klar
Harmonische Mischungen: mit Limette, Zeder und Litsea

MASKULINER DUFT
Lorbeer ist eine typische Note in vielen frisch-herben Herrenparfüms.

Majoran (Origanum majorana)
Gewinnung: durch Wasserdampfdestillation der Blätter und Zweige
Duft: warm, süß, würzig-scharf, dem Zimtrindenöl ähnlich
Harmonische Mischungen: mit Clementine, Mandarine, Orange, Honig, Nelkenblüte und Tonka

Muskatellersalbei (Salvia sclarea)
Gewinnung: durch Wasserdampfdestillation des Krauts
Duft: würzig, warm, krautig
Harmonische Mischungen: mit Lavendel, römischer Kamille, Zeder und Bergamotte

Muskatnuss (Myristica fragrans)
Die Muskatnuss gibt vielen Herrenparfüms und Rasierwässern eine würzige Note.
Gewinnung: durch Wasserdampfdestillation der Blätter
Duft: scharf, würzig, herb, leicht bitter
Harmonische Mischungen: mit Ingwer, Zimt, Orange, Pfeffer, Rosengeranie, Zitrone und Petit Grain

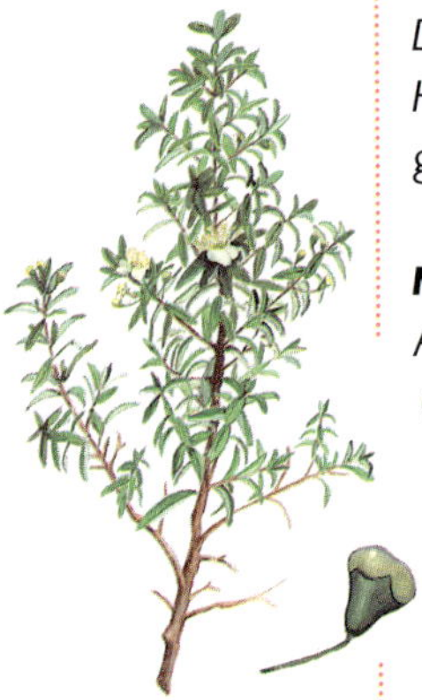

Die Myrte ist in verschiedenen Kulturen Symbol für Reinheit und Jungfräulichkeit.

Myrte (Myrtus communis)
Aus 100 bis 200 Kilogramm Zweigen gewinnt man einen Liter Öl.
Gewinnung: durch Wasserdampfdestillation der Zweige
Duft: je nach Herkunftsland frisch und krautig (z. B. Peru und Türkei) oder balsamisch (z. B. Marokko)
Harmonische Mischungen: mit Zitrus- und Koniferenölen, Teebaum, Lavendel, Cajeput und Niauli

Narde (Nardostachya jatamansi)
Gewinnung: durch Wasserdampfdestillation der Wurzeln
Duft: warm, erdig, aromatisch, erinnert an Baldrian
Harmonische Mischungen: mit Weihrauch, Myrte, Myrrhe und Rhododendron

Oregano (Origanum vulgare)
Gewinnung: durch Wasserdampfdestillation des Krauts
Duft: würzig, herb, aromatisch
Harmonische Mischungen: mit Myrte, Thymian, Grapefruit, Zitrone und Litsea

Pfeffer, schwarz (Piper nigrum)
Gewinnung: durch Wasserdampfdestillation der Körner
Duft: intensiver, scharfer Gewürzduft
Harmonische Mischungen: mit Gartennelke, Lorbeer, Weihrauch, Gewürznoten wie Bay und Nelkenknospe

Riesentanne (Abies grandis)
Gewinnung: durch Wasserdampfdestillation der Nadeln und Zweige
Duft: frischer Waldduft, mit zitroniger, weicher Note
Harmonische Mischungen: mit Myrte, Zitrus- und Koniferenölen

Weißtanne (Abies alba)
Gibt vielen Aftershaves eine feine Note.
Gewinnung: durch Wasserdampfdestillation der Nadeln und Zweige
Duft: frisch, klar, trocken, würzig-kräftiger Waldduft
Harmonische Mischungen: mit Myrte, Neroli, Cajeput, Koniferen- und Zitrusölen

Zirbelkiefer (Pinus cembra)
Gewinnung: durch Wasserdampfdestillation der Zweige und Äste
Duft: holzig, frisch, rein
Harmonische Mischungen: mit Koniferen- und Zitrusölen, Angelika, Litsea, Minze und Lemongrass

Die Herz-Basis-Noten-Öle

Amyris (Amyris balsamifera)
Gewinnung: durch Wasserdampfdestillation des zerkleinertes Holzes
Duft: warm, holzig
Harmonische Mischungen: mit Blütenölen, Lavendel, Sandelholz, Litsea, Zeder und Benzoe Siam

Cistrose (Cistus ladanifer)
Dieses Öl ist ein leichtes Fixativ – genau das richtige für blumige Kompositionen.
Gewinnung: durch Wasserdampfdestillation der Blätter und Zweige
Duft: voll, warm, aromatisch, verdünnt sinnlich-blumig
Harmonische Mischungen: mit Lavendel, Neroli, Rose, Melisse, Weinrauch, Myrrhe, Patschuli und Eichenmoos

Ho-Blätter (Cinnamomum camphora Sieb)
Gewinnung: durch Wasserdampfdestillation der Blätter
Duft: rosig, fein holzig

HO-BLÄTTER
Das Öl dieses Lorbeergewächses duftet nur ganz zart nach Holz – eine schöne Nuance für Herrenparfüms.

Harmonische Mischungen: mit Blütenölen, Lavendel, Orange, Limette, Jasmin und Frangipani

Immortelle (Helichrysum italicum)
Diese Duftnote ist eine schöne Zutat für Naturparfüms mit krautiger Note.
Gewinnung: durch Wasserdampfdestillation des Krauts
Duft: schwer, warm, herb-süß, mit einer Honignote
Harmonische Mischungen: mit Cistrose, Lavendel, römische Kamille, Litsea, Citronella, Melisse und Bergamotte

Kakao-Extrakt (Theobroma cacao)
Dieser Duft gibt vanilligen, blumigen und phantasievollen Naturparfüms eine feine Nuance.
Gewinnung: durch Extraktion
Duft: warmer, vanilleartiger Kakaoduft
Harmonische Mischungen: mit Vanille-Extrakt, Mimose, Ginster, Rose, Nelkenknospe und Zimtblättern

Linaloeholz (Bursera delpechiana)
Gewinnung: durch Wasserdampfdestillation der Späne
Duft: warm, fein, rosig, holzig
Harmonische Mischungen: mit Lavendel, Rosengeranie, Zimtblättern, Rose, Champaca und Frangipani

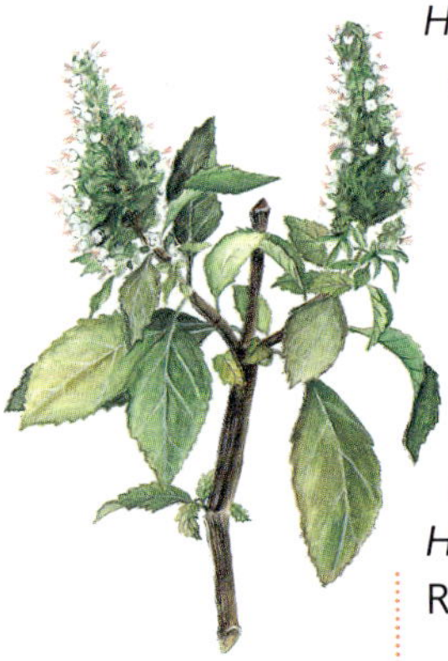

Für Flower-Power-Fans ein Muss: Der intensive Duft des aus Indien stammenden Patschulis.

Patschuli (Pogostemon cablin)
Etwa 30 Kilogramm Blätter ergeben einen Liter Öl. Patschuli, das schwül-exotische Öl aus Indien, war die typische Duftnote der 68er Hippie-Generation.
Gewinnung: durch Wasserdampfdestillation
Duft: aromatisch-würzig, holzig-aromatisch
Harmonische Mischungen: mit Ylang-Ylang, Jasmin, Tuberose, Rose, Champaca, Tonka, Zimt und Zitrusölen

Rhododendron (Rhododendron chrysanthemum)
Gewinnung: durch Wasserdampfdestillation der Blätter
Duft: warm, intensiv, süß, balsamisch
Harmonische Mischungen: mit Tonka, Rose, Honig, allen Blütenölen, Clementine und Bitterorange

Rosenholz (Aniba rosaeodora)
Der Rosenholzbaum ist ein Lorbeergewächs. Man benötigt ungefähr 100 Kilogramm seines Holzes, um einen einzigen Liter Rosenholzöl zu gewinnen.
Gewinnung: durch Wasserdampfdestillation der Holzspäne
Duft: rosenartig, holzig-süß
Harmonische Mischungen: mit Blütenölen

Sandelholz (Santalum album)
Man benötigt ungefähr 25 Kilogramm Holz, um einen Liter Öl herzustellen, und der Baum muss mindestens 40 Jahre alt sein, bevor er ein gutes Öl liefert.
Gewinnung: durch Wasserdampfdestillation der Späne
Duft: holzig-warm, leicht süßlich
Harmonische Mischungen: mit Blütenölen, Ylang-Ylang, Ingwer, Vetiver, Oud und Zeder

Thymian-Linalool (Thymus vulgaris Typ Linalool)
Etwa 100 Kilogramm des blühenden Thymiankrautes liefern einen Liter Öl; das Öl des weißen Thymians (Thymus serpyllum) ist milder als das des roten Thymians.
Gewinnung: durch Wasserdampfdestillation des Krautes
Duft: krautig, süß, scharf
Harmonische Mischungen: mit Myrte, Zitrone, Niauli, Cajeput und Rhododendron

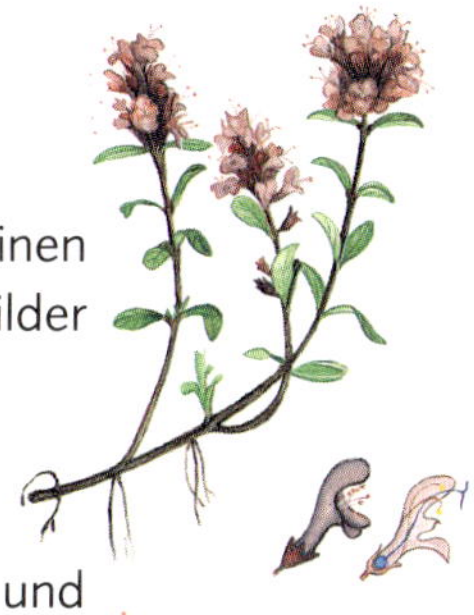

Beliebtes Gewürz, traditionelles Heilmittel und interessante Duftzutat: Thymian ist sehr vielseitig.

Thymian-Thujanol (Thymus vulgaris Typ Thujanol)
Gewinnung: durch Extraktion
Duft: warm, intensiv, süß, balsamisch
Harmonische Mischungen: mit Tonka, Rose, Honig, allen Blütenölen, Clementine und Bitterorange

Zeder (Cedrus atlantica)
Aus ungefähr 35 Kilogramm Zedernholz wird nur ein Kilogramm Öl gewonnen.
Gewinnung: durch Wasserdampfdestillation der Holzspäne
Duft: holzig-warm
Harmonische Mischungen: mit allen Ölen, vor allem Rose, Lavendel, Bergamotte, Neroli, Zypresse und Wacholder

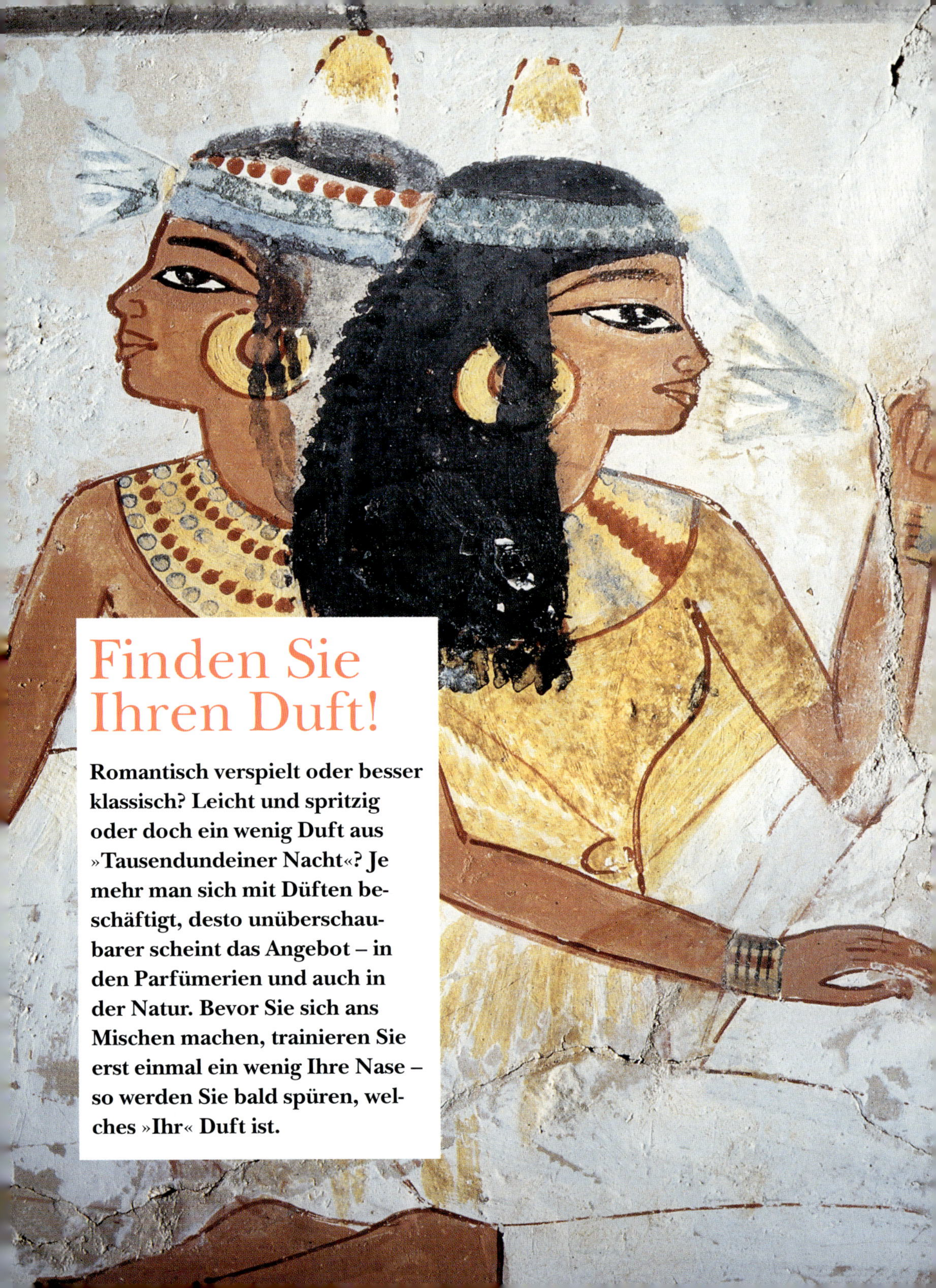

Finden Sie Ihren Duft!

Romantisch verspielt oder besser klassisch? Leicht und spritzig oder doch ein wenig Duft aus »Tausendundeiner Nacht«? Je mehr man sich mit Düften beschäftigt, desto unüberschaubarer scheint das Angebot – in den Parfümerien und auch in der Natur. Bevor Sie sich ans Mischen machen, trainieren Sie erst einmal ein wenig Ihre Nase – so werden Sie bald spüren, welches »Ihr« Duft ist.

Duftnoten erkennen und benennen

Jeder kann riechen. Aber wie gut und wie präzise? Nicht umsonst wird ein Parfümeur »Le nez«, die Nase, genannt, denn auf die richtig geschulte Nase kommt es an.
»Ein Geruchslaie«, so Seniorparfümeur Erich Schmidt, »kann anfangs bestenfalls 30 bis 40 bekannte Gerüche unterscheiden und wiedererkennen. Durch regelmäßiges Training wird der Geruchssinn jedoch deutlich verbessert.« Auch wenn es zuerst also bestimmt nicht ganz einfach ist – Übung macht den Meister!

DER GERUCHSSINN
spielt in vielen Lebensbereichen eine wichtige Rolle: beim Essen ebenso wie bei zwischenmenschlichen Kontakten.

Das tägliche Riechtraining

Sich die richtigen, zur eigenen Duftpersönlichkeit passenden Düfte aus den Rezepten auszuwählen bzw. nach intensiverer Beschäftigung mit der Materie frei zu kreieren (siehe Seite 80 ff.), ist kein unlösbares Geheimnis; Es gelingt umso besser, je sensibler Ihre Nase ist. Tägliches konsequentes Training ist die Grundlage dafür, dass Ihr Riechvermögen immer besser wird.

So arbeitet die Nase

Wir nehmen verschiedene Düfte und Gerüche wahr, sobald die eingeatmeten Duftmoleküle auf die Riechschleimhaut im Bereich der oberen Nasenmuschel treffen. Dieser Bereich ist nur so groß wie ein Markstück, aber mit Millionen winziger Riechzellen bestückt. Diese Sinnesnervenzellen geben das durch den Geruch ausgelöste Signal als elektrischen Impuls an das Gehirn weiter. Und dort wird die Information schließlich in einen Geruchseindruck umgewandelt.
Um möglichst gut riechen zu können, muss die Nase frei und die Nasenschleimhaut ausreichend befeuchtet sein, da man nur so die Duftmoleküle optimal wahrnehmen kann. Sind die Nasenschleimhäute dagegen zu trocken, lässt das Riechvermögen sehr schnell nach.

Richtig riechen – die erste »Lektion«

Das »Riechtraining« ist im Gegensatz zur sportlichen Ertüchtigung überhaupt nicht schweißtreibend oder lästig: Setzen Sie sich dafür bequem hin und »arbeiten« Sie grundsätzlich in entspannter Atmosphäre. Ihre Konzentration sollte nur auf das Riechen gerichtet sein.

Halten Sie den Raum möglichst geruchsfrei. Küchendüfte oder Frischluftsprays beeinträchtigen das Riechvermögen ebenso wie der Geruch von Haarsprays oder duftender Kosmetika.

Sie sollten auch vorher nichts stark Gewürztes gegessen haben, etwa Gerichte mit reichlich Zwiebeln oder Knoblauch, denn die im Mundraum verbliebenen oder aus dem Magen aufsteigenden Aromamoleküle können die Duftwahrnehmung beeinträchtigen.

Verwenden Sie für die ersten Riechproben drei bis vier verschiedene ätherische Öle. Geben Sie jedes Öl auf einen eigenen Riechstreifen aus festem, saugfähigem Papier – auf jeden Streifen nur einen Tropfen. Die Streifen sollten jeweils mindestens zehn Zentimeter lang sein. So vermeiden Sie, dass Gerüche, die sich eventuell an Ihren Händen befinden, Ihr Riechtraining beeinflussen.

RIECHSTREIFEN
Die speziellen Papierstreifen für Ihre Tests bekommen Sie bei PRIMAVERA LIFE, »Spinnrad« und in anderen Spezialläden, die Zutaten für die Parfümherstellung führen.

Achten Sie beim Riechen auf Folgendes: Wie ist der Duftverlauf des Öls, was steigt Ihnen beispielsweise als erstes in die Nase? Welche andere Duftnote ist später, nach einigen Minuten, zu erkennen?

Riechübungen – kurz, aber regelmäßig

Ein solches Riechtraining sollte täglich durchgeführt werden. Es muss nicht länger als 10 bis 15 Minuten dauern und ist ausgesprochen effektiv. Beginnen Sie jeden Tag Ihre »Trainingseinheit für die Nase« mit den Streifen des Vortages. Schnuppern Sie daran; finden Sie heraus, ob darauf noch Duft wahrnehmbar ist und wenn ja, um welchen Duft es sich handelt.

Vielleicht sind Sie anfangs noch unsicher und wissen nicht so recht, wie Sie die Düfte, die sie wahrnehmen, beschreiben sollen. Einige wichtige Tipps zum Riechtraining finden Sie im Kasten auf der nächsten Seite.

Das Basistraining – was riecht wie?

Seniorparfümeur Erich Schmidt hat einen Fragenkatalog erarbeitet, der Ihnen dabei helfen wird, sich die faszinierende Welt der Düfte nach und nach zu erschließen. Lassen Sie sich nicht entmutigen, wenn Sie anfangs nur wenige Dufteindrücke identifizieren können. Der Erfolg wird sich einstellen!

- Ist dieser Duft blumig? Wenn ja, nach welcher Blume duftet er?
Mögliche Antworten: nach Rose, Nelke, Maiglöckchen, Veilchen, Narzisse, Jasmin, Tulpe, Mimose, Lindenblüte, Krokus o.a.
- Ist dieser Duft fruchtig? Wenn ja, um welche Frucht handelt es sich?
Mögliche Antworten: Kirsche, Himbeere, Mango, Apfel, Birne, Erdbeere, Banane, schwarze Johannisbeere, Kiwi, Melone, Pfirsich o.a.
- Ist dieser Duft grün? Wenn ja, welches Grün dominiert?
Mögliche Antworten: Gras, zerriebene Blätter, Gurke, Nadelgrün, grüne Paprika, Waldmeister, Veilchenblätter, Galbanum, Algen o.a.
- Ist das der Duft einer Zitrusfrucht? Wenn ja, welche agrumige Note ist herauszuriechen?
Mögliche Antworten: Bergamotte, Limette, Clementine, Zitrone, Orange, Mandarine, Limone, Grapefruit o.a.
- Ist dieser Duft holzig? Wenn ja, um welche Holzrichtung handelt es sich?
Mögliche Antworten: Sandelholz, Zedernholz, Patschuli, Vetiver, Tannenzapfen mit Harz, Wacholderholz, Buchenholz, Birkenholz o.a.
- Ist dieser Duft krautig? Wenn ja, welche krautige Note kommt ihm am nächsten?
Mögliche Antworten: Farn, Dill, Thymian, Oreganum, Schnittlauch, Estragon, Fenchel, Petersilie, Kresse, Kerbel o.a.
- Ist dieser Duft würzig? Wenn ja, um welche Gewürznote handelt es sich?
Mögliche Antworten: Muskat, Pfeffer, Kardamom, Anis, Lorbeer, Rosmarin, Kümmel, Salbei, Majoran, Koriander o.a.
- Welche Dufteindrücke habe ich noch?
Mögliche Antworten: Minze, Moos, Ambra, Moschus, Schweiß, Vanille, süß, balsamisch, brenzlig, pilzig, trocken, aldehydisch, fettig, metallisch, pudrig, erdig, rauchig, samtig, scharf, animalisch, ledrig, kampfrig, warm, frisch o.a.

SICH ZEIT LASSEN

Nur mit der Ruhe: auch beim Schnuppern ist noch kein Meister vom Himmel gefallen. Nur wenn Sie Ihre Nase wirklich konsequent jeden Tag »trainieren«, werden Sie schon bald überrascht sein, was Sie alles über den Geruchssinn wahrnehmen können!

DÜFTE NACH PLAN KREIEREN

Mit Hilfe eines Duftprofils können Sie auch Düfte »planen«: Notieren Sie dafür in der Übersicht (siehe Seite 43), welchen Charakter Ihr Duft haben soll. Haben Sie die Duftrichtung festgelegt, können Sie die entsprechenden Öle auswählen.

Ein Duftprofil beschreiben

Ob das eigene Riechvermögen mehr oder weniger gut ausgeprägt ist, fällt einem meist erst auf, wenn man sich ganz bewusst mit seinem Duftsinn beschäftigt. Eine gute Nase aber ist das A & O, wenn Sie einen erstklassigen Duft erschaffen möchten. Mit dem auf den vorhergehenden Seiten beschriebenen Basisriechtraining schaffen Sie sich eine gute Grundlage, dass Sie bald einzelne Dufteindrücke miteinander verknüpfen und sich so eine Vorstellung vom Charakter eines Parfüms machen können.
Um diese Fähigkeit zu verbessern, ist es hilfreich, Duftprofile zu erstellen. In solch einem Profil wird vermerkt, welche Merkmale ein Duft hat. Ist er blumig, fruchtig, herb, weich, moosig oder würzig? Das Profil ist zugleich ein Protokoll, in dem die verschiedenen Stadien der Duftentwicklung- und veränderung festgehalten sind.

Eine eigene Sprache – das Duftvokabular

Riechen und die Duftnote benennen, diese beiden Dinge gehören zusammen. Doch auch das Über-einen-Duft-Sprechen ist eine Frage der Übung, denn wie die Weinliebhaber haben auch die Duftexperten eine eigene Sprache.

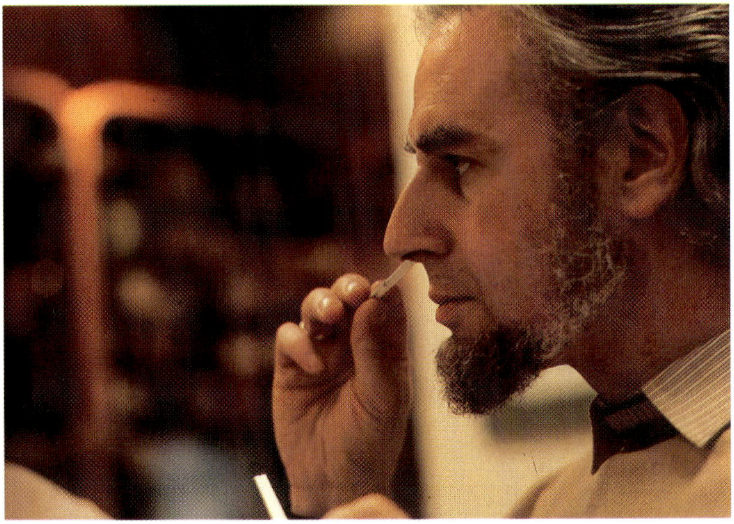

Nur wenn das Riechvermögen lange Zeit konsequent geschult wird, gelingen auch kompliziertere Duftkreationen.

Ein Duftprofil erstellen

Geben Sie einen Tropfen ätherisches Öl auf den Riechstreifen. Dann riechen Sie nach den unten angegebenen Zeitabständen am Streifen: welchen Dufteindruck haben Sie? Machen Sie sich am besten in einer solchen Übersicht Notizen dazu!

Duftnote nach…	10 bis 20 Minuten	4 Stunden	24 Stunden
holzig			
moosig			
blumig			
blumig-frisch			
blumig-fruchtig			
blumig-warm			
blumig-holzig			
herb			
süß			
minzig			
frisch			
zitrusartig			

SCHRITT FÜR SCHRITT

In den ersten 20 Minuten kommt die Kopfnote zum Tragen, bis etwa vier Stunden duftet die Herznote, ungefähr 24 Stunden lang die Basisnote.

Die Duftsprache lernen Sie am besten während des Riechtrainings: Notieren Sie die Dufteindrücke bei einer Riechprobe sofort in einem Heft.
Anfangs werden Sie nur wenige Worte finden, um Ihre »Dufterlebnisse« zu beschreiben, aber das Ausdrucksvermögen verbessert sich kontinuierlich, wenn Sie systematisch und regelmäßig zu Werke gehen und die Dufteindrücke immer wieder schriftlich festhalten.

Die Duftentfaltung berücksichtigen

Nun reicht allerdings der erste Eindruck nicht aus, um das ganze Spektrum eines Duftes zu erfassen, denn jeder Duft entwickelt sich. Deshalb notiert man die Dufteindrücke zu drei verschiedenen Zeitpunkten (siehe Übersicht oben) und erfasst so den Charakter der Kopf-, Herz- und Basisnote eines Duftes (siehe auch Seiten 28 und 31).
Mit Hilfe eines solchen Duftprofils kann übrigens nicht nur ein fertiger Duft analysiert, sonder auch ein geplanter Duft skizziert werden. Tragen Sie dafür in die Tabelle oben ein, wie Ihr Wunschduft riechen soll.

Welche Düfte gibt es?

Zwar ist jeder Duft ein Unikat, er gehört jedoch immer auch zu einer bestimmten »Duftfamilie«, denn Düfte sind nach bestimmten Gesetzmäßigkeiten aufgebaut. Natürlich ist kaum jemand auf nur eine einzige Duftrichtung fixiert, aber die meisten Menschen haben gewisse Vorlieben: Viele Frauen bleiben sogar ihr Leben lang wenigen oder sogar einem einzigen Lieblingsparfüm treu. Den Grund dafür sieht der französische Parfümeur Jean-Paul Guerlain darin, »dass ein Parfüm ein wenig die Frau selbst ist, ihr Leben, ihre Erinnerungen ...«.

Jedem seinen Lieblingsduft

Und worauf fliegt nun unsere Nase? Wir reagieren auf einen Dufteindruck, der das Ergebnis einer subtilen Mixtur ist. Alle dafür verwendeten Stoffe kann kein Laie herausschnuppern. Den Duft einer Gruppe zuzuordnen, gelingt aber durchaus. Sie finden auf den folgenden Seiten deshalb einen kurzen Abriss der wichtigsten Duftkonzepte, die beim Parfümmischen eine Rolle spielen.

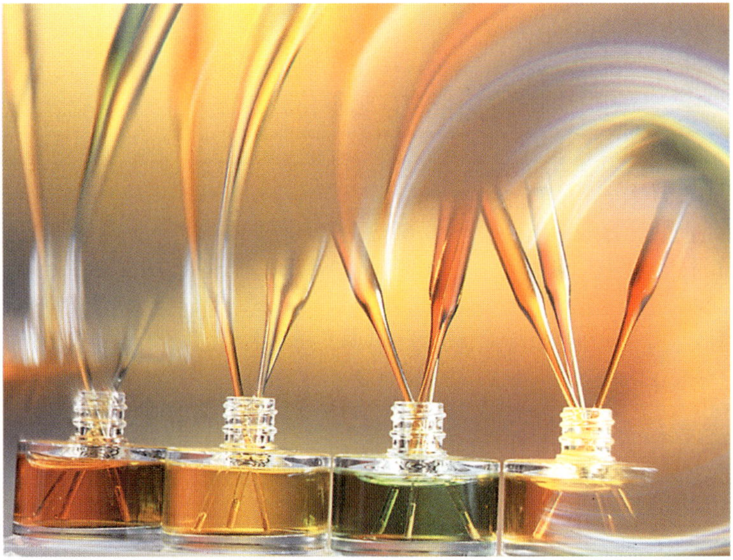

Gar nicht so einfach: unter der Vielfalt verführerischer Düfte den idealen für sich zu finden!

Klassische Damenparfüms

Auch wenn sich die Vorlieben gerade in den letzten zwei Jahrzehnten viel schneller als in den Jahrhunderten zuvor verändert haben, sind es doch nach wie vor die klassischen Duftkonzepte, die den Ton angeben.

SEHR FEMININ
Blumige Düfte mögen viele Frauen: Auch Marilyn Monroe liebte einen klassischen Blütenduft: Chanel No. 5.

Das Konzept blumig

Die Duftkategorie blumig ist besonders wichtig, denn Blütendüfte wie etwa Jasmin spielen in der Parfümerie eine große Rolle. Das Segment blumig umfasst sowohl die Soliflores – Düfte, die von einem einzelnen Blütenduft dominiert werden – als auch alle anderen Blumenbouquets.

Die Erstfassung des berühmten Chanel No. 5 von 1921 soll beispielsweise 25 Prozent Jasmin in konzentriertester Form (als Absolue, siehe Seite 56 und 57) enthalten haben. Dieser und daneben auch andere Klassiker, z. B. Joy von Patou (1935), Vent Vert von Balmain (1945), L'Air du Temps von Nina Ricci (1948), Fidji von Laroche (1966), Chanel No. 19 (1971), Amazone von Hermes (1975), Cloé von Lagerfeld (1975) Lauren von Ralph Lauren (1978), Laura Biagiotti (1982) oder Trésor von Lancôme (1990) können als blumig bezeichnet werden.

Doch bei allem, was diese Düfte gemeinsam haben – sie sind verschieden. Ein blumiger Duft kann z. B. frisch oder auch süß sein. Die folgenden Kategorien unterscheidet man deshalb innerhalb der blumigen Düfte.

Blumig-blumig

Blumig-blumig, diese Komposition kommt dem Ursprung des Parfüms am nächsten. Die meisten blumigen Düfte sind geprägt von Rose und Jasmin. Zu den klassischen Blütendüften zählen auch Ylang-Ylang, Iris, Narzisse, Tuberose und Nelke. Quelque Fleurs nannte Houbigant 1912 bezeichnenderweise sein Parfüm, das zum Vorreiter der Duftrichtung blumig-blumig wurde.

Zahlreiche Klassiker wie Joy von Patou, L'Air du Temps von Nina Ricci, Cloé von Lagerfeld, Charlie von Revlon und viele andere Düfte der 80er und 90er Jahre schlossen sich an.

Blumig-grün

Das Konzept blumig-grün umfasst Kompositionen mit frischen Blattgrünnoten und solche mit krautig-grünem Duftcharakter. Für den Grünakzent sorgen nicht nur die Düfte von Blattgrün wie etwa zerriebene Stängel oder Koniferen, sondern auch die frischen Duftakzente von Bergamotte oder Mandarine.

Kompositionen wie beispielsweise Vent Vert von Balmain und Chanel No. 19 (1971) sind Klassiker geworden. Aber auch jüngere Mischungen wie Calvin Klein (1978), Jil Sander (1980) oder Safari von Ralph Lauren (1990) wurden Erfolgsparfüms.

Blumig-fruchtig

Bei blumig-fruchtigen Parfüms gesellen sich starke Fruchtnoten von Ananas, Apfel, Pfirsich oder Aprikose zu den klassischen blumigen Ingredienzien. Diese Duftkomposition ist erst seit etwa 20 Jahren in Mode.

Eine solche fruchtig-frische Kopfnote haben z. B. Parfüms wie Amazone von Hermes (1975) oder Lauren von Ralph Lauren (1978).

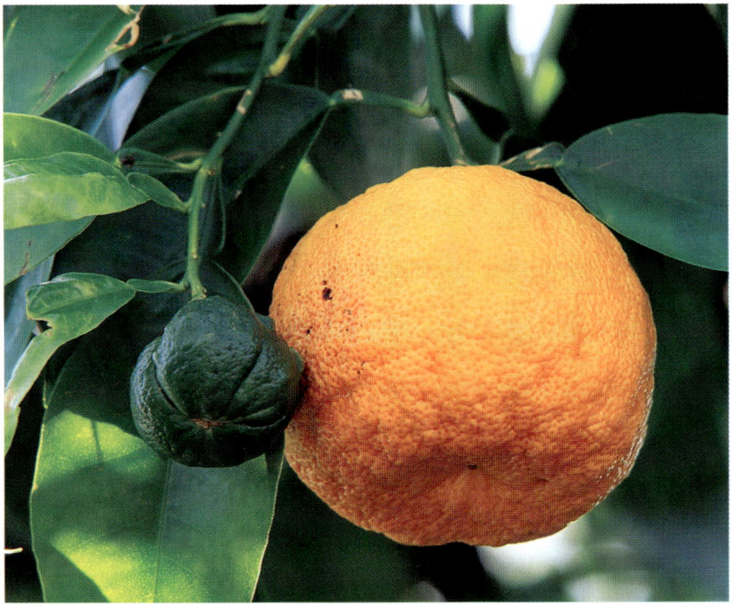

Duftnoten wie Orange verleihen blumigen Kompositionen fruchtige Frische.

Naturstoffe mit Aldehydcharakter

Aldehyde sind synthetische Duftstoffe. Trotzdem können Sie eine solche Duftnote auch in Ihr Naturparfüm integrieren, ohne dass Sie dafür auf künstliche Stoffe zurückgreifen müssen: Es wurde nämlich inzwischen entdeckt, dass auch die Natur aldehydische Düfte bereithält, z. B. in den Ölen von Litsea Cubeba oder von Lemongrass.
Auch Bay-, Rauten- und Karottensamenöl geben natürlichen Duftkompositionen einen Aldehydcharakter.

Blumig-frisch

Blumig-frisch, das ist die klassische Beschreibung für Eau-de-Cologne-Noten. Ihr Charakter basiert hauptsächlich auf Agrumennoten (Seite 19), also den ätherischen Ölen von Zitrusfrüchten. Diese flüchtigen Duftnoten enthalten zum Beispiel Bergamotte, Zitrone, Orange, Limette oder auch das Öl der Grapefruit.
Diorissimo von Dior (1956) ist ein bekanntes blumig-frisches Parfüm, Anais Anais von Cacharel (1979) ebenso. Auch Imari (1986) von Avon, Lovetime von Visconti (1986), Orchidee von Rocher (1988), V'E von Versace (1989) oder Iceberg (1989) von Eurocosmesi gehören in diese Kategorie.

Blumig- aldehydig

Der Charakter dieser Parfüms markiert eine Revolution im Reich der Düfte: Er basiert nicht mehr auf den üblichen Riechstoffen, wie sie auch in der Natur vorkommen, sondern auf völlig neuen synthetischen Zutaten, den so genannten Fettaldehyden. Diese Stoffe aus den Chemielabors erlebten seit den 20er Jahren einen regelrechten Siegeszug. Mit ihnen konnte eine bis dahin nicht gekannte Duftwirkung erzielt werden. Tosca von 4711/Muehlens (1921), Arpège von Lanvin (1927), Calèche von Hermes (1961) und allen voran Chanel No. 5, das erste Parfüm mit einem Fettaldehyd (Undecylenaldehyd) sind die Klassiker in der blumig-aldehydigen Duftrichtung.

BLÜTEN- UND ZITRUSDUFT

Die Kombination klassischer Blumendüfte mit den frischen Düften von Zitrusfrüchten verleiht der Komposition einen anregenden, fruchtigen Charakter.

Blumig-süß

Unter diesem Begriff fasst man Parfüms mit einem schweren blumigen Duft zusammen. Mit L'Origan kreierte Coty schon im Jahre 1905 einen Klassiker dieser Duftrichtung. Bis Mitte der 70er Jahre spielten solche Parfüms kaum noch eine Rolle, später erlebten sie jedoch ein großes Comeback. Oskar von Oskar de la Renta (1976), Poison von Dior (1985), Kenzo (1988) und Jil Sander Nr. 4 (1990) sind einige blumig-süße Topdüfte der jüngeren Generation.

ORIENT FÜR ALLE

Während es für Damen schon lange orientalische Düfte gibt, wird diese Duftrichtung für Männer (siehe Seite 50f.) erst in letzter Zeit wieder aktueller.

Duftkonzept orientalisch

Dieses Konzept steht für die hauptsächlich als Abendparfüms geeigneten schweren Kompositionen aus exotischen Blüten, Harzen oder Gewürzen. Auch bei diesem Duftkonzept gibt es Differenzierungen:

Orientalisch-süß

Zitrusfrische und süße Vanille-Ambra-Noten machen den Charakter dieser Duftrichtung aus.
Shalimar von Guerlain (1925), Must von Cartier (1981), Obsession von Calvin Klein (1985), Joop! (1987) oder Gabriela Sabatini von 4711/Muehlens (1998) sind einige der bekanntesten Düfte aus diesem Segment.

Orientalisch-würzig

Würzige Zutaten wie Nelke oder Zimt, holzige Facetten und Blumenklassiker wie Jasmin und Ylang-Ylang sind charakteristische Zutaten der Duftrichtung orientalisch-würzig. Dioressence von Dior (1970), KL von Lagerfeld (1982) und Coco von Chanel (1984) sind einige Klassiker dieses Genres.

Duftkonzept Chypre

Der Begründer dieses Duftkonzepts ist François Coty mit seinem Duft Chypre. Dieses Parfüm von 1917 leitete eine neue Generation von Damen-Duftnoten ein. Seinen Namen verdankt es der Insel Zypern, da Coty auf Zutaten aus dem Mittelmeerraum zurückgriff.
Zitrusdüfte – wie Bergamotte – kombiniert mit Eichenmoos oder Patschuli sind typische Chypre-Duftkomponenten.

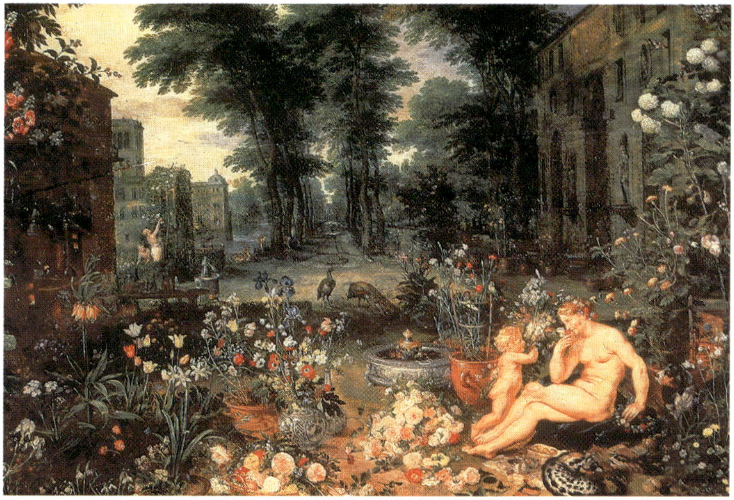

Nicht ohne Grund stellen sich die Menschen schon seit Jahrhunderten das Paradies wie einen blühenden Garten vor: mit dem wunderbaren Zauber zarter Blütendüfte.

Chypre-frisch

Zu der Facette Chypre-frisch, zu der das klassische »Chypre« von Coty gehört, gesellten sich selbstverständlich auch noch andere sehr erfolgreiche Facetten wie Chypre-grün (z. B. Alliage von Lauder, 1972) oder Chypre-blumig (z. B. Azzaro, 1975, Paloma Picasso, 1984 sowie auch Moments by Prescylla Presley, 1990).

VERKANNTER TRENDSETTER

Auch wenn Cotys Parfüm Chypre kein Verkaufserfolg wurde, avancierte dieser Duft zum Gattungsbegriff.

Chypre blumig-animalisch

Die blumig-animalische Richtung schlägt im Chypre-Segment den großen Bogen zu den Herrendüften – die Blüten werden bei diesem Konzept durch Ledergeruch und ähnliche maskuline und etwas strengere Nuancen bereichert. Das ist beispielsweise bei Parfüms wie Cuir de Russie von Chanel (1924), Ysatis von Givanchy (1984) oder Montana (1986) der Fall.

Klassische Herrendüfte

Und wie duftet der Mann? Zum Beispiel klassisch nach Lavendel und Eichenmoos. Die Herren der Schöpfung entdeckten die Lust am Duft nach längerer Pause erst ab dem 19. Jahrhundert wieder.

Einen regelrechten Boom erlebten Männerdüfte in den letzten zwei Jahrzehnten. Folgende Duftrichtungen haben sich dabei für den Mann etabliert.

Duftkonzept Fougère

Ihre charakteristische Note verdanken Fougère-Düfte der Verbindung von Lavendel, und holzigen Noten sowie Eichenmoos, Kumarin und Bergamotte. Eines der berühmtesten Fougère-Parfüms ist Jicky von Guerlain.
Innerhalb der Duftrichtung gibt es verschiedene Nuancen: frisch (z. B. Azzaro pour Homme, 1978, Boss von Eurocos, 1975 und Cool Water von Davidoff, 1988), blumig (z. B. Paco Rabanne pour Homme, 1973, Marbert Man, 1977) und holzig (z. B. Etienne Aigner Nr. 2, 1976, oder Gammon Ex. Amber von Beiersdorf, 1988).

TYPISCH CHYPRE

Die meisten Mischungen der Duftrichtung Chypre für Männer enthalten den Duft von Eichenmoos – er ist sozusagen die Basis dieses Konzeptes.

Duftkonzept Chypre

Diese Mischungen duften nach Zitrusdüften und Eichenmoos. Chypre für den Mann bietet zahlreiche Varianten – holzig, ledrig, frisch oder grün – und umfasst eine Fülle großer Männerdüfte. Das Chypre-Duftspektrum reicht von sportlich frischen Koniferennoten (z. B. Polo von Ralph Lauren, 1980) bis zu holzig-schwülen Düften (z. B. Eaux de Vetyver von Yves Rocher, 1982) mit Vetiver, dem weicheren Duft von Sandelholz oder dem sehr sinnlichen Patschuliöl.

Duftkonzept orientalisch

Die orientalischen Düfte für Herren gibt es als stark würzige Noten (z. B. der Klassiker Old Spice von Shulton, 1937) oder orientalisch-süße (z. B. Lagerfeld, 1976, Obsession for man von Calvin Klein, 1996, Egoiste von Chanel, 1990). Die

Balsamisch – die sanfte Süße

Parfüms mit einem Hauch von »Tausendundeiner Nacht« enthalten den so genannten balsamischen Duft. Er ist süß, warm und weich. Hervorgerufen wird er durch Balsame, das sind dickflüssige Pflanzensekrete wie Copaivabalsam, oder auch durch Resinoide wie Benzoe, Galbanum, Myrrhe, Olibanum oder Opoponax.

orientalischen Düfte vereinen in sich den faszinierenden Kontrast von klassischen Zitrusnoten in der Kopfnote und dem männlichen Fond (z. B. Tabac Original von Mäurer & Wirtz, 1959), dem Vorreiter aller modernen Herrendüfte.

Welche Düfte passen zu mir?

Wenn sich Frauen und Männer durch Parfüms hindurchschnuppern, zeigen sie ausgesprochen verschiedene Vorlieben. In den meisten Fällen ist außerdem ein »persönliches« Grundmuster zu erkennen. Wir alle haben, ohne uns dessen bewusst zu sein, ein Lieblings-Duftkonzept: Der eine liebt vor allem blumige Düfte, ein anderer mag orientalische Noten, und ein dritter bevorzugt holzige Gerüche. Die meisten Menschen fliegen auf »ihr« Duftkonzept und mögen andere weniger gern oder gar nicht.
Haben Sie bereits regelmäßig Ihre Nase »trainiert« (siehe Seite 39ff.)? Dann haben Sie sicher schon ein Gespür für Ihre Vorlieben entwickelt. Der folgende kleine Test soll Ihnen helfen, Ihren ganz persönlichen Duft zu finden.

Den eigenen Dufttyp erkennen

Ob Sie orientalische Noten, Chyprenoten oder frisch-blumige Düfte mögen, hängt nach Erkenntnissen der Psychologen in erster Linie von Ihrer Gefühlswelt ab. Erkennen Sie sich in einer der folgenden Beschreibungen wieder?

Typisch Frau – sensibel oder kommunikativ?

Lesen Sie sich die folgenden Charakteristika durch und entscheiden Sie einfach spontan, welches Ihnen am ehesten entspricht.

Die Draufgängerin

Der Prototyp der extrovertierten Frau ist schon morgens putzmunter. Und Sie lieben es aktiv: Sie interessieren sich für Mode und es macht Ihnen großen Spaß, mit Menschen zusammen zu sein – und Sie reisen auch gern.

EINE ANREGUNG
Diese Charakteristik ist natürlich nicht »verbindlich«: Die Übersicht soll Ihnen lediglich helfen, wenn Sie auf der Suche nach Ihrem Duft sind.

Sie sind aus all diesen Gründen geradezu geschaffen für einen abwechslungsreichen Beruf.
→ Ihre Duftrichtung: blumig-frische Noten (Seite 47).

Die Sensible

Sie sind eher zurückhaltend und wirken auf andere nachdenklich und introvertiert. Ein gutes, tiefsinniges Gespräch und eine ruhige Atmosphäre liegen Ihnen mehr als Partyspaß und oberflächliche Konversation. Sie sind individualistisch und selbstbewusst.
→ Ihre Duftrichtung: orientalische Noten (Seite 48).

Die Wechselhafte

VERBLÜFFEND
Es ist erstaunlich, wie perfekt ein Duft die eigene Persönlichkeit unterstreichen und betonen kann. Er sollte »passen« wie die eigene Haut.

Wer beide Tendenzen in sich vereint, also gern mal spontan-übermütig das Leben genießt, aber auch sehr nachdenklich-melancholische Seiten hat, gehört zum emotional wechselhaften Typ.
→ Dieser »Schwarz-Weiß-Typ« bevorzugt blumig-aldehydige Noten (Seite 47). Je nachdem, zu welchem »Extrem« Sie neigen, haben Sie darüber hinaus wahrscheinlich noch andere Duftvorlieben: Dominiert die introvertierte Seite, werden orientalische und blumig-süße Duftnoten bevorzugt. Sind Sie extrovertierter, mögen Sie wahrscheinlich blumig-fruchtige Noten (Seite 46).

Die starke Frau

Sie sind emotional sehr ausgeglichen und haben einen Hang zur Extrovertiertheit. Stärke, Pragmatismus und Organisationstalent sind Ihre Haupteigenschaften. Und sie sind oft die Frau mit der »starken Schulter«, an der sich andere gern ausweinen.
→ Ihre Duftrichtung: Chypre-Noten (Seite 48f.).

Die Ausgeglichene

Ebenso wie die »starke Frau« sind Sie emotional sehr ausgeglichen. Sie haben jedoch einen Hang zur Introvertiertheit und sind gern mit sich allein. Den stillen Urlaub in den Bergen ziehen Sie jedem Cluburlaub mit Spaß & Action vor.
→ Ihre Duftrichtung: Aldehyd-Noten (Seite 47).

Typische Männer – so sind sie

Auch bei den Herrendüften hat sich in den letzten Jahren einiges getan. Deshalb werden auch die verschiedenen Männer in der Regel keine Probleme haben, einen Duft zu finden, der ihre Persönlichkeit dezent unterstreicht.

Der Konservative

Der konservative Mann hat häufig eine Vorliebe für Dunkelblau, Dunkelrot, metallische Töne und quadratische Formen.

→ Er bevorzugt Düfte mit Leder- und Tabaknoten (Seite 50).

Der Junggebliebene

Der topmodische, ewig-junge, flippige Mann hat oft ein Faible für Weiß und coole Türkistöne.

→ Beim Duft setzt er meist auf die mentholig-fruchtige Note (Nuancen der verschiedenen Duftkonzepte Seite 45f.).

Der Gentleman

Sie kennen die ungeschriebenen Gesetze des Anstands und der Umgangsformen, sind distanziert und gepflegt.

→ Der Gentleman liebt vor allem die Holz- und Fougère-Noten (Seite 50).

DUFT FÜR IHN

Lange waren Düfte für Männer »verpönt«. Inzwischen greifen auch die Herren gern mal zum Flakon. Die gute Nachricht: Es gibt für jeden Mann den passenden Duft.

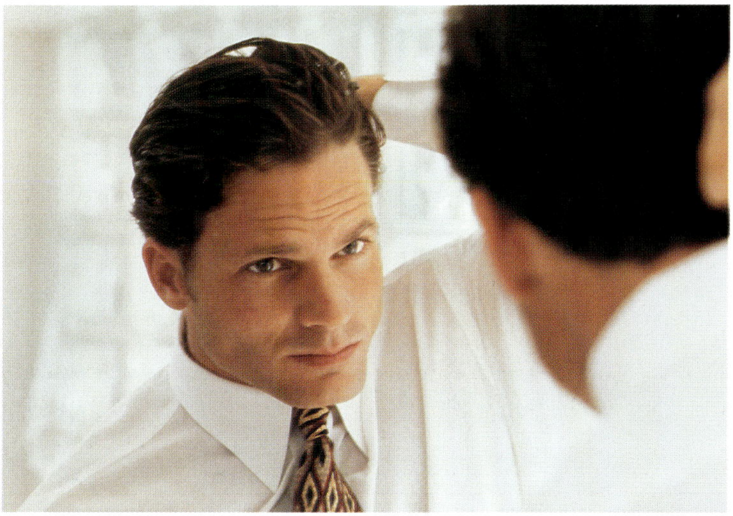

Galant und zuvorkommend: Der »Gentleman« bevorzugt häufig Duftkompositionen mit Eichenmoos und einer Spur Lavendel.

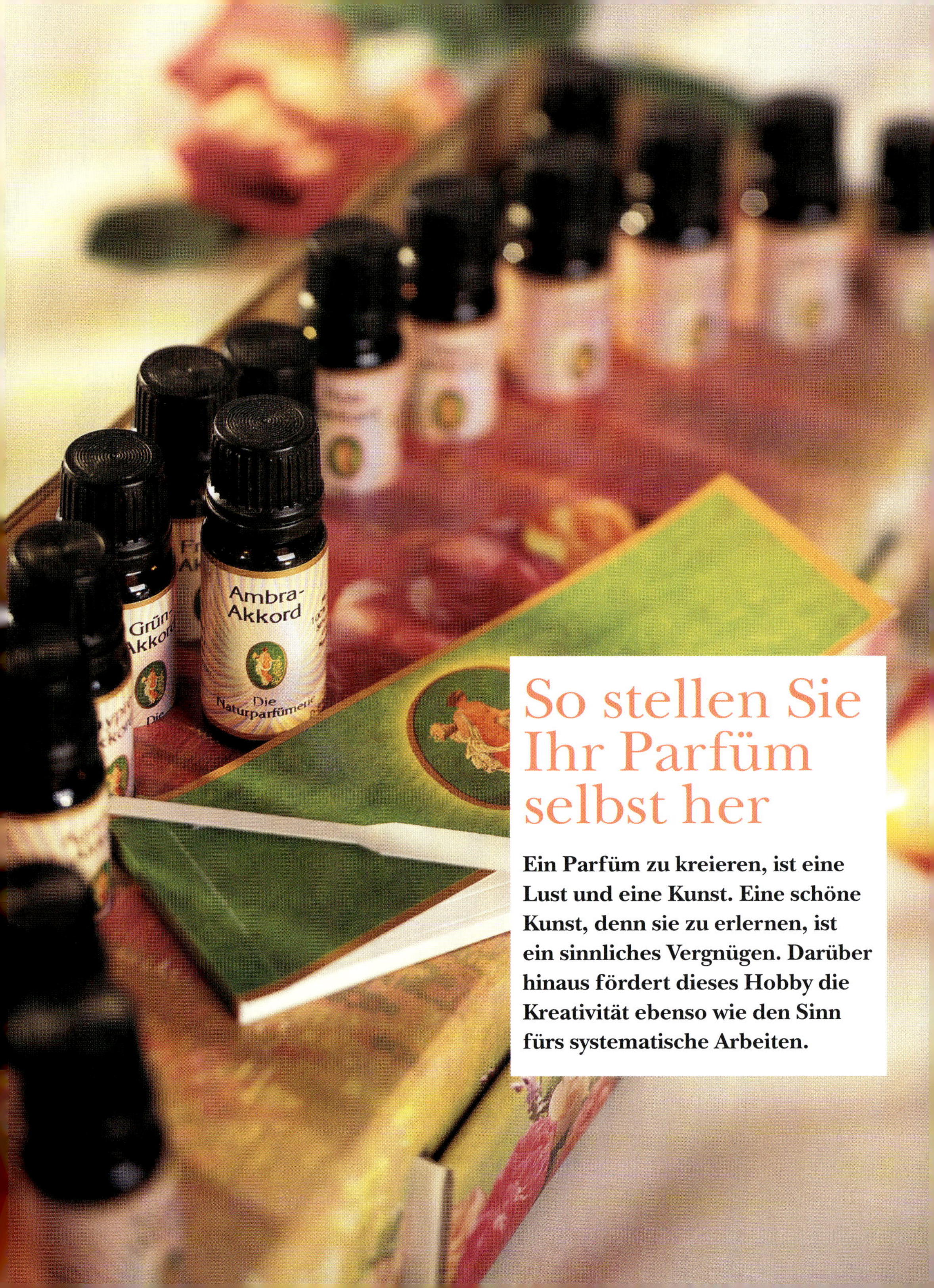

So stellen Sie Ihr Parfüm selbst her

Ein Parfüm zu kreieren, ist eine Lust und eine Kunst. Eine schöne Kunst, denn sie zu erlernen, ist ein sinnliches Vergnügen. Darüber hinaus fördert dieses Hobby die Kreativität ebenso wie den Sinn fürs systematische Arbeiten.

Zutaten – natürlich und hochwertig

Die kleinste Einheit einer Duftkomposition ist eine Einzelzutat, meist ein ätherisches Öl. Ein solches Öl in bester Qualität ist ein wertvoller Naturstoff. Verwenden Sie nur pflanzliche Parfümzutaten.
Das »Duftmaterial« gewinnt man auf unterschiedliche Art und Weise. Das Ausgangsmaterial sind stets bestimmte Pflanzenteile – z. B. Blüten, Blätter oder Holzspäne –, doch je nach Art der Behandlung ist das Duftprodukt ein anderes. Für die Parfümherstellung kommen folgende Rohstoffe in Frage: ätherische Öle, Concretes, Absolues, Infusionen, Resinoide und Pflanzenextrakte.

Natürliche Duftstoffe

Ätherische Öle sind pflanzeneigene Duftstoffe, die als winzige Tröpfchen in den Blüten, Blättern oder Wurzeln der Pflanze eingelagert sind. Und zwar in Ölzellen, -gängen, Harzkanälen oder Öldrüsenhaaren.
Für die Pflanze sind diese Stoffe lebenswichtig. Sie braucht sie zum Beispiel, um Insekten anzulocken oder ihren Stoffwechsel zu regulieren, um Krankheitserreger abzuwehren, Warnungen zu verbreiten und mit gleichartigen Pflanzen zu kommunizieren.

TEMPO, TEMPO ...
Da Blütendüfte sich sehr schnell verflüchtigen, werden die Pflanzen teilweise noch auf dem Feld destilliert, um ihre volle Duftkraft zu erhalten.

So werden ätherische Öle gewonnen

Wie entlockt man der Pflanze nun aber ihr duftendes Geheimnis: Wie löst man die flüchtigen Öle heraus? Meist gewinnt man sie durch Wasserdampfdestillation – sehr selten auch durch die so genannte Enfleurage.
Bei der Wasserdampfdestillation löst aufsteigender Wasserdampf die Öle aus der Pflanze. Dabei entsteht ein Dampfgemisch aus Öl und Wasser, das durch einen Kühler in ein Auffanggefäß geleitet wird. Hier schlägt sich die Mischung nieder, wobei sich eine wässrige Schicht und eine Ölschicht bildet.

Es erfordert eine Menge Arbeit, der florentinischen Schwertlilie ihr duftendes Geheimnis zu entlocken.

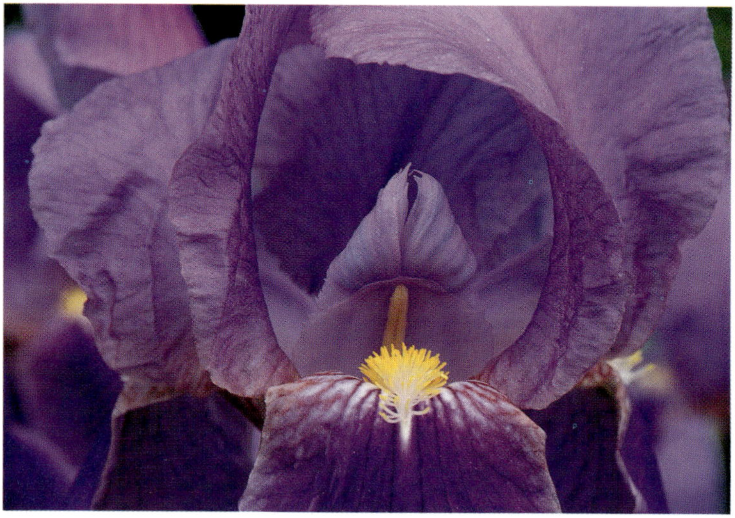

Die hohe Schule der Destillation

Wie viel Sorgfalt in einem hochwertigen Öl steckt und wieviel Wissen und Können die Destillation erfordert, zeigt die Gewinnung von Irisöl.

- Die Wurzeln der florentinischen Schwertlilie, Wurzelrhizome genannt, werden zunächst getrocknet, geschält und dann drei Jahre lang gelagert und schließlich gemahlen und fermentiert. Erst dann beginnt die Wasserdampfdestillation, bei der man die Irisbutter gewinnt. Sie wird zwar Iris-concrete genannt, doch die Bezeichnung ist nicht korrekt, da diese Butter nicht durch Extraktion gewonnen wurde (siehe folgende Seiten).
- Reines Irisöl erhält man erst durch einem weiteren Arbeitsgang – das Ausfrieren. Dafür wird die Irisbutter mit Trinkbranntwein versetzt und dann abgekühlt. Anschließend werden die Wachse durch Filtration entfernt, dabei lösen sich die Geruchsstoffe im Alkohol, und die Wachse fallen aus. Erst dann wird der Alkohol durch Destillation sorgfältig von der übrigen Flüssigkeit getrennt. Aufgrund dieses aufwendigen Herstellungsprozesses ist Irisöl eines der teuersten ätherischen Öle.
- Ihren Namen hat die Iris übrigens von der Göttin des Regenbogens.

ÜBERALL DABEI

Iris, die Göttin des Regenbogens, war eine Botin, die zu allen Welten Zugang hatte: zum Reich der Götter, zur Welt der Menschen und auch zur Unterwelt, dem Hades.

Das Geheimnis duftender Pflanzen lüften

Neben der Destillation gibt es weitere Möglichkeiten, der Pflanze ihre Duftstoffe zu entziehen. Eine Methode ist beispielsweise die Kaltpressung. Mit Hilfe dieses Vorgangs werden vor allem Zitrusöle gewonnen.
Ätherische Öle sind nicht unmittelbar nach der Herstellung verwendbar, denn sie müssen zunächst belüftet werden. Das kann zwei Tage, aber auch zwei Wochen dauern. Danach ruhen sie einige Zeit, bis sie wirklich reif sind und abgefüllt werden können.

Die verschiedenen Duftprodukte

Die Art der Ölgewinnung entscheidet, welches Produkt letztendlich »übrig bleibt«. Das kann z. B. ein hochkonzentriertes Absolue sein, eine Infusion oder ein Extrakt.

Die Concretes

Concretes sind zumeist wachsartig oder fest. Sie werden durch Extraktion – also durch das Herauslösen – mit Hilfe leicht flüchtiger Lösemittel, wie zum Beispiel Hexan, aus einer Pflanze oder einem Pflanzenteil gewonnen. Auf diese Weise werden als Parfümzutaten zum Beispiel Concretes von Heu, Muskatellersalbei und Baummoos gewonnen.

Die Absolues

Absolues sind sehr kostbare Blütenöle. Sie entstehen, wenn die Concretes weiter bearbeitet werden. Dafür werden die Wachsanteile des Concretes mit Alkohol entfernt.
Eine seltene, sehr kostenintensive Methode, Absolues zu gewinnen, ist die so genannte Enfleurage. Bei diesem Verfahren werden die Blütenblätter per Hand zwischen spezielle Rahmen gelegt, die mit Schweine- oder Rinderfett bestrichen sind. Das Fett nimmt die Duftstoffe der Blüten auf. Diese Stoffe werden dann mit Ethylalkohol aus dem Fett »herausgezogen«.
Zu den bekanntesten Absolues, den reinen Duftkonzentraten, gehören die klassischen hochwertigen Parfümöle wie Rose, Jasmin und Mimosa.

REINSTER DUFT

Absolues sind dickflüssige, besonders hoch konzentrierte und sehr wertvolle Blütenöle, die auf andere Art als die links beschriebenen nur in sehr geringen Mengen oder mit schwachem Duftcharakter gewonnen werden könnten.

Die Infusionen

Infusionen sind Pflanzenauszüge in Alkohol. Die ganze Pflanze oder ein Teil davon wird in wasserhaltigen Alkohol »eingelegt«. Man lässt sie eine Zeit lang ziehen (mazerieren), so dass die Duftstoffe in die Flüssigkeit übergehen. Dann wird die »duftgetränkte« Flüssigkeit abgefiltert. Bekannte Parfüminfusionen sind Eichen- oder Zedernmoos.

HOCHPROZENTIG
Beim Mazerieren befindet sich die Pflanze in einer Mischung aus Wasser und Alkohol. So entsteht eine Infusion.

Die Resinoide

Harzige Pflanzenausscheidungen, Gumen genannt, werden mit Lösemitteln versetzt und kalt oder warm extrahiert. Anschließend werden die Lösemittel wieder entfernt. Auf diese Weise gewinnt man die Duftstoffe von Myrrhe, Olibanum oder Benzoe.

Die Extrakte

Und wie gelangt man an die Duftstoffe von Vanille oder Kakao? Indem man das Aroma mit bestimmten chemischen Verfahren verdichtet. Meist wird dafür Alkohol verwendet. Gearbeitet wird in mehreren Schritten: Man lässt Teile des Lösemittels verdampfen, und gibt zu dem verbliebenen Teil, dessen Aroma bereits verdichtet ist, neues Pflanzenmaterial hinzu. Wieder wird ein Teil verdampft und dann erneut Pflanzenmaterial dazugegeben. Auf diese Weise erhält man – bis schließlich der Sättigungsgrad des Lösemittels erreicht ist – einen immer intensiveren Duftextrakt.

Die Qualität der Rohstoffe

Eine qualitativ hochwertige Naturkomposition ist sehr wertvoll. Wie gut ein Öl ist, darüber entscheidet bereits die Herkunft der Pflanze. Für viele dieser Pflanzen gibt es klassische, angestammte Anbaugebiete. So kommt beispielsweise der beste Berglavendel aus der Haute Provence, und die Pflanzen für die besten Zitrusöle gedeihen in Sizilien, denn der vulkanische Boden bietet dort besonders günstige Lebensbedingungen für die Zitrusbäume.
Ebenso wichtig ist die richtige Erntezeit. Die Italiener nennen den rechten Zeitpunkt »tempo balsamico«: die »Zeit

des balsamischen Duftes«. Das hat nichts mit Esoterik oder Mystifizierung zu tun, sondern mit dem Wissen um die biochemischen Veränderungen eines Öles im Lauf der Jahres- und Tageszeiten. Nicht zuletzt ist auch die sorgfältige weitere Behandlung der Pflanzenteile, etwa die Destillation, mitentscheidend für die Qualität des Öles.
Ja sogar das Wetter kann eine große Rolle spielen: Nicht nur Menschen, auch Duftpflanzen sind sehr von der Witterung abhängig und brauchen zum Beispiel ausreichend Sonne, um sich wohl zu fühlen. Für die Qualität des Öles sind die Anzahl der Sonnentage, die Niederschlagsmenge und die Höhenlage besonders wichtig. Durch Wetterschwankungen kann das Duftprofil eines Pflanzenöles jedes Jahr anders ausfallen, selbst wenn es von ein und demselben Standort stammt.

WO, WANN, WIE
Über die Qualität eines ätherischen Öles entscheiden zahlreiche Faktoren: Der Standort der Pflanze, die Erntezeit und die sorgsame Verarbeitung sind besonders wichtig.

Kriterien für beste Qualität

Wie erkennt man die Qualität des Öles – was macht also ein sehr hochwertiges ätherisches Öl aus? Dazu Nina Jaksch, Produktmanagerin bei PRIMAVERA LIFE: »Auf der Basis unserer Firmenphilosophie und den zusammen mit dem BNN (Bundesverband für Naturkost und Naturwaren) erstellten Richtlinien bestehen folgende Qualitätskriterien für ein ätherisches Öl:

- Es muss sich um ein 100-prozentig reines, naturbelassenes und unverfälschtes Öl handeln.
- Ökologische Anbauprojekte sind das Herzstück der Qualitätsarbeit. Das ätherische Öl sollte aus idealen Anbau- und Sammelgebieten stammen und aus kontrolliert-biologischem Anbau oder aus Wildsammlung.
- Durch Kontrollen unabhängiger Institute und regelmäßige Laboruntersuchungen muss eine gleichbleibende Spitzenqualität sichergestellt sein.
- Das Etikett sollte detaillierte Informationen enthalten: den deutschen und den lateinischen Pflanzennamen, die Qualitätsangabe (z. B. 100-prozentig naturrein, kbA = kontrolliert biologischer Anbau, Wildsammlung, konventioneller Anbau), das Herkunftsland, die Angabe des verarbeiteten Pflanzenteils, das Gewinnungsverfahren und die Chargennummer (zur Identifizierung der Abfüllung).«

Was ist eine Naturkomposition?

Ein echtes Naturparfüm enthält nur Duftstoffe, die direkt von einer Pflanze gewonnen werden: Tierische Produkte werden dafür grundsätzlich nicht verwendet!
Substanzen wie Citral ex Litsea Cubebaöl oder Geraniol ex Palmarosaöl sind keine Bestandteile natürlicher Duftkompositionen – und auch biologisch oder bakteriell hergestellte Stoffe nicht.

Auf den Inhalt achten

Ätherische Öle für Parfüms werden in sehr unterschiedlichen Qualitäten angeboten. Das macht den richtigen Einkauf nicht leicht, denn bei manchem Anbieter muss man sehr genau hinschauen, um festzustellen, ob es sich lediglich um ein so genanntes naturidentisches oder tatsächlich um ein echtes, naturreines ätherisches Öl handelt.
Bei jedem Kauf sollte man darum genau prüfen, was wirklich im Fläschchen steckt. Angeboten werden zum Beispiel auch bereits mit Alkohol gemischte Parfümzutaten oder so genannte Parfümöle, die preiswerter als naturreine ätherische Öle sind, sich qualitativ aber auch nicht mit diesen messen können.
Wer sich einen Spitzenduft in voller Naturqualität gönnen möchte, sollte sich auf keinen Fall mit Ölen zweiter Wahl zufrieden geben, sondern auf den vollen Reichtum der Natur setzen.

NICHT ZU VIEL!
Pflegeprodukte mit ätherischen Ölen müssen grundsätzlich sehr exakt dosiert werden!

Mögliche Nebenwirkungen ätherischer Öle

Was auf der einen Seite der besondere Nutzen ätherischer Öle ist – sie duften nicht nur, sondern werden von der Haut blitzschnell aufgenommen und haben eine enorme Tiefenwirkung –, kann bei falscher Anwendung auch Probleme auslösen: Untersuchungen mit Badezusätzen haben gezeigt, dass ätherisches Öl nach einem 20-minütigen Vollbad im Blut nachzuweisen war. Es kommt also tatsächlich auf jeden Tropfen an! Werden sie in zu hoher Konzentration an-

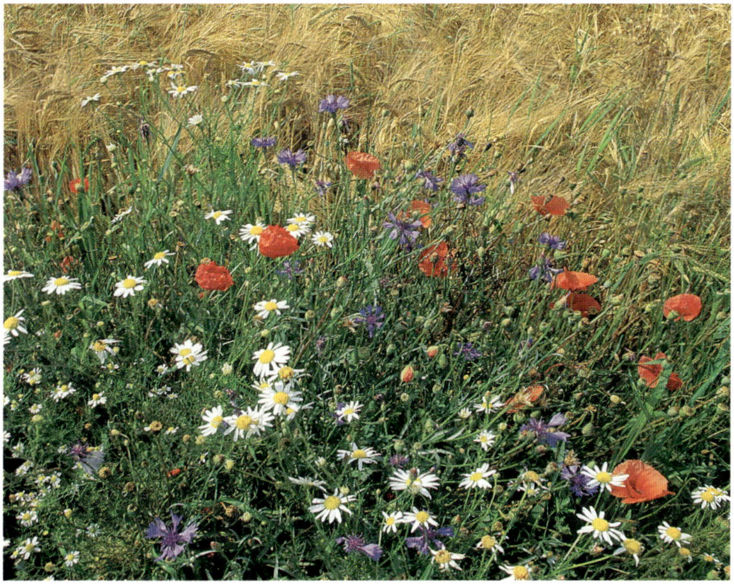

Kamille ist ein klassisches Heilmittel und eine aromatische Parfümkomponente.

gewendet, können ätherische Öle Hautirritationen oder auch Kopfschmerzen verursachen.

Folgende natürliche Stoffe können bei einer entsprechenden allergischen Veranlagung Probleme bereiten:

- Auf Kamille und Kamillenöl reagieren nicht wenige Menschen allergisch, ebenso auf Zimt- , Geranien-, Thymianöl oder Perubalsam.
- Honigöl sollte nicht bei einer Allergie gegen Propolis verwendet werden.
- Furocuramine sind Bestandteile in Ölen, die das Produkt phototoxisch machen. Das heißt, unter dem Einfluss der Sonneneinstrahlung können diese Öle bleibende Flecken auf der Haut bilden.
- Weniger ist mehr – das gilt grundsätzlich für die Verwendung ätherischer Öle. Auch wer sie in der Duftlampe einsetzt, sollte das sehr sparsam tun. Auch zu häufige und zu intensive Anwendung, etwa das tägliche Beduften, und Überdosierungen können auf die Dauer zu allergischen Reaktionen führen. Es ist darüber hinaus empfehlenswert, die Duftmischung immer wieder einmal zu wechseln und nicht stets dieselben Öle zu benutzen.

SONNE MEIDEN

Bei folgenden Ölen sollten Sie nach Anwendung der Duftmischung auf Sonnenbäder verzichten: Angelikawurzel-, Bergamotte-, Johanniskraut-, Karottensamenöl und Zitrusöle.

MIT SORGFALT
Auch wenn ätherische Öle zu 100 Prozent natürliche Stoffe sind, sollten Sie darauf achten, dass sie nicht pur auf die Haut oder sogar auf Schleimhäute oder in die Augen geraten!

Sicher ins Vergnügen – was Sie beim Umgang mit den natürlichen Stoffen beachten sollten

Ätherische Öle, Resinoide, Concretes, Absolues usw. sind hochkonzentrierte Produkte, die mit großer Sorgfalt zu behandeln sind.

- Die meisten ätherischen Öle sind haut- und schleimhautreizend, daher sollten sie nie unverdünnt mit der Haut in Berührung kommen.
- Damit bei der Herstellung von Parfüms möglichst wenig von diesen Stoffen danebengeht, sollten Sie stets sehr sorgfältig arbeiten. Haben Sie doch einmal etwas verschüttet, wischen Sie Tisch oder Fußboden sofort mit einem Papiertuch ab.
- Während der Arbeit bitte auch nicht essen, damit die Zutaten nicht mit der Nahrung in Berührung kommen, und Sie auf diesem Weg etwas davon mitessen.
- Sind die Schleimhäute mit einem Ölprodukt in Berührung gekommen, sofort mit reichlich lauwarmem Milchwasser oder mit fettem Öl spülen.
- Ölfläschchen stets so aufbewahren, dass Kinder sie nicht erreichen können.
- Die Rohstoffe für einen Duft sind oft leicht entflammbar! Der Flammpunkt liegt zwischen 15 und 100 Grad Celsius. Darum sollten Sie darauf achten, dass bei der Arbeit mit ätherischen Ölen kein offenes Licht brennt. Bitte rauchen Sie deshalb auch nicht, während Sie mit den Rohstoffen arbeiten!
- Wenn Sie bereits unter einer Allergie leiden oder wissen, dass Sie eine sehr empfindliche Haut haben, sollten Sie beim Umgang mit ätherischen Ölen vorsichtshalber Handschuhe aus Qualitätslatex tragen.
- Um festzustellen, ob Ihre Haut allergisch auf ein Öl reagiert, können Sie eine Kontaktprobe in der Ellenbeuge vornehmen. Dafür einfach etwas ätherisches Öl auftragen und einige Minuten warten. Beobachten Sie die behandelte Hautstelle: Rötet sich die Haut, sollten Sie das Öl auf keinen Fall verwenden.

Grundlagen der Parfümherstellung

Gut ausgerüstet – das richtige Zubehör zum Parfümmischen

Sie brauchen nicht viel Zubehör, um ein Parfüm zu kreieren. Achten Sie jedoch darauf, dass alle Arbeitsgeräte – bis auf Mörser und Stößel – aus Glas sind. Sie benötigen:

- **mehrere kleine Glasflaschen**

Sie sollten einige Glasfläschchen in verschiedenen Größen, von 5 bis 20 Milliliter, vorrätig haben. Sie brauchen sie zum Beispiel für Grundmischungen, zum Verdünnen oder für Probemischungen.

- **Pipetten**

Auch wenn viele Ölfläschchen eine Tropfvorrichtung haben, sind Pipetten sinnvoll, da ätherische Öle sehr genau dosiert werden müssen. Dünnflüssige Öle wie z. B. Zitrusöle lassen sich mit der Pipette genauer dosieren als direkt aus der Flasche.

- **einige Glasrührer**

Diese brauchen Sie immer wieder, um alle Zutaten gut miteinander zu vermischen.

- **eine Küchenrolle**

Papier von der Küchenrolle sollte stets zur Hand sein, um verschüttete Zutaten sofort aufwischen zu können.

- **mehrere Riechstreifen**

Diese dünnen Streifen aus dickem, saugfestem Papier werden in größeren Mengen benötigt, um den Duft in den verschiedenen Phasen der Herstellung zu kontrollieren.

- **einen Porzellanmörser**

Ein kleiner Porzellanmörser mit Stößel eignet sich gut, um schwer lösliche Duftzutaten mit den anderen Rohstoffen zu vermengen.

- **Etiketten**

Jedes Fläschchen Parfüm sollte sofort mit einem Etikett versehen werden. Es ist ratsam, dem Duft einen Namen oder eine Nummer zu geben. Diese Bezeichnung der Mischung

WICHTIGE ANSCHAFFUNG

Neben einer gewissen Grundausstattung an Ölen sollten Sie sich auch einige Arbeitsgeräte zulegen, bevor Sie ins Parfümmischen »einsteigen«.

HÜBSCH AUFBEWAHRT
Eine schöne Flasche mit dekorativem Verschluss ist eine erlesene Hülle für Ihren selbst hergestellten Duft.

muss mit den Notizen, die man sich zum Duft gemacht hat, identisch sein: Der Duft sollte also einen Namen haben, an dem Sie wenigstens ungefähr erkennen können, was die Mischung enthält, und dieser Name sollte grundsätzlich auch in Ihren Notizen (also etwa als Rezeptüberschrift) wieder auftauchen.

- **ein Notizbuch**

Halten Sie die Rezepte (die verwendeten Zutaten) für jeden Duft in einem kleinen Büchlein fest. Sie sollten auch alle Arbeitsschritte beim Mischen notieren, damit Sie Ihre Komposition später eventuell korrigieren oder nachmischen können.

- **vergällten Alkohol**

Sie erhalten ihn in der Apotheke. Der Alkohol wird zum Reinigen des Arbeitszubehörs benötigt.

- **zum Abfiltern (wenn nötig)**

einen Glastrichter, Filterpapier, Kieselgur oder Magnesia carbonica (Apotheke)

- **schöne Flakons für den fertigen Duft**

Kaufen Sie Pumpzerstäuber, die es in vielen Formen und Farben gibt. Sehr schön sehen Glasflakons mit einem geschliffenen Glaspfropfen aus.

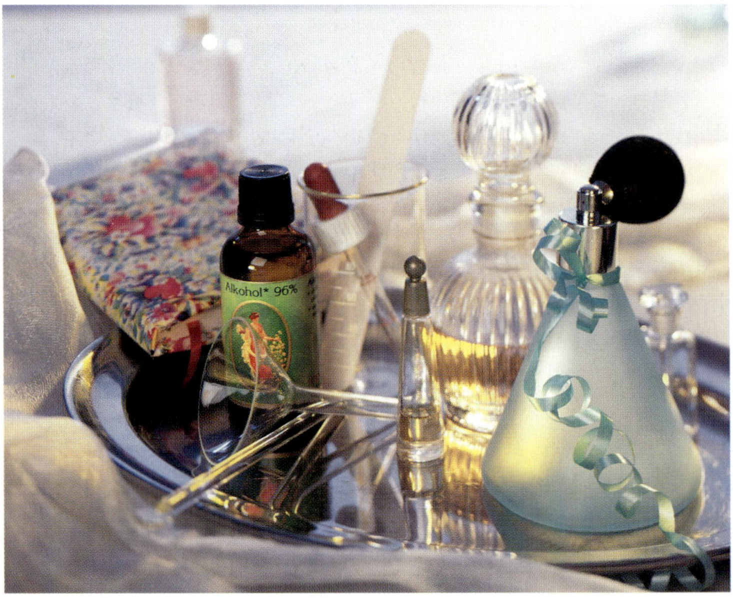

Neben den nötigen »Arbeitsgeräten« sollten Sie auch nicht vergessen, dekorative Flakons und Gefäße für Ihre Duftkreationen zu besorgen.

Die ersten Schritte auf dem Weg zum Parfümeur

Einen guten Anfang auf dem Weg zum Parfümeur haben Sie bereits gemacht, wenn Sie regelmäßig in die »Riechschule« gegangen sind (siehe Seite 39ff.) und dabei Ihr Riechvermögen und Ihre Vorstellungskraft verbessert haben. Je vertrauter Ihnen die Zusammensetzung eines Duftes ist, desto gezielter können Sie damit arbeiten und Ihr Talent entwickeln, um immer neue phantasievolle, individuelle Düfte zu kreieren. Sie trainieren Ihre Fähigkeiten übrigens noch weiter, während Sie nach den Rezepten in diesem Buch Parfümmischungen herstellen.

Das 1 x 1 für Parfümeure – Grundlage und Duftkombination

Jeder Duft besteht aus zwei Hauptkomponenten: Aus einer Mischung von duftenden ätherischen Ölen, die den Duft ausmacht, und aus einer Grundlage, mit der dieser Parfümölmix gemischt wird. Die Grundlage – auch Trägersubstanz genannt – braucht man, da reine Parfümöle einen viel zu hoch konzentrierten Mix ergeben würden – man könnte ihn überhaupt nicht anwenden. Darum muss die Ölmischung mit einer Grundlage verdünnt werden.

In welchem Verhältnis Parfümöl und Grundlage gemischt werden, hängt davon ab, wie intensiv der Duft werden soll. Bei einem Parfüm ist der Anteil an Parfümölen etwa dreimal so hoch wie bei einem Eau de Toilette. Die Grundlage eines Duftes kann aus Branntwein (z. B. biologischem Weizenalkohol) und destilliertem Wasser oder aus einem fetten Öl wie z. B. Jojobaöl bestehen.

KREATIV & KLUG
Beim Mischen von Parfüms trainieren Sie Ihre Kreativität und das logische Denken gleichermaßen – ein schönes Hobby, das außerdem noch Spaß macht!

Ein Abstecher in mathematische Gefilde ...

Wie bereits erwähnt: Parfümeure müssen neben einer guten Nase und viel Phantasie auch ausreichende mathematische und logische Fähigkeiten mitbringen. Letzteres ist nämlich gefragt, wenn man die Duftmischung mit der

Grundlage vermengt – und zwar beides in genau den richtigen Anteilen!

BASIS FÜR DEN DUFT
Sie können die ätherischen Öle mit Jojobaöl mischen – so wie in den Rezepten in diesen Buch angegeben – oder auch mit Alkohol.

Wie hoch der Anteil an Parfümöl und der Anteil Grundlage (Alkohol oder Jojobaöl) in einem Duft ist, hängt davon ab, wie intensiv der Duft sein soll. Ein Parfüm hat den höchsten, ein Eau de Cologne den niedrigsten Anteil an ätherischen Ölen. Die Dosierungen:

- Parfüm: 15 bis 18 Prozent
- Eau de Parfum: 10 bis 12 Prozent
- Eau de Toilette: 7 bis 9 Prozent
- Eau de Cologne: 3 bis 5 Prozent.

Das heißt: Sollen 100 Milliliter fertige Mischung hergestellt werden, verwendet man

- für ein Parfüm 15 bis 18 Milliliter ätherische Öle
- für ein Eau de Parfum 10 bis 12 Milliliter
- für ein Eau de Toilette 7 bis 10 Milliliter
- für ein Eau de Cologne 3 bis 5 Milliliter.

Wenn Sie als Grundlage Alkohol wählen, nehmen Sie keinen reinen, sondern welchen, der mit etwa 30 Pozent Wasser verdünnt ist, um den Alkoholgeruch abzuschwächen.

Genaues Abmessen ist wichtig!

Zunächst einmal messen Sie ab, wie viel Milliliter ätherische Öle Sie gemischt haben. Dann rechnen Sie aus, mit wie viel Grundlage Sie diesen Duftcocktail vermischen müssen.

TIPP: Statt mit einem Alkohol-Wasser-Gemisch oder Jojobaöl kann ein Naturparfüm auch mit einem Hydrolat gemischt werden. Folgende Hydrolate eignen sich:

Für einen Frauenduft: Rosenwasser, Orangenblütenwasser, Hamameliswasser oder Lavendelwasser.

Für einen Herrenduft: Sandelholzwasser, Rosmarinwasser oder Pfefferminzwasser.

Mischung mit der Trägersubstanz

Um einen anwendbaren Duft herzustellen, muss die reine Duftmischung mit einer Trägersubstanz, der Grundlage, zusammengebracht werden. Als Trägersubstanz kommen Jojobaöl oder Alkohol in Frage.

Ein paar Tricks und Kniffe ...

Beim Mischen kann es zu kleinen »Pannen« kommen, oder der Duft gelingt Ihnen einfach nicht so, wie Sie es sich vorgestellt haben. Verzagen Sie nicht: Es gibt einige Kniffe und Möglichkeiten, doch noch zum Traumduft zu kommen.

Trübe Mischung

Falls Ihre Duftmischung trotz intensiven Rührens trüb bleibt, liegt das an den Fett- und Wachsanteilen der Absolues bzw. an Harzresten oder anderen natürlichen Rückständen in den ätherischen Ölen.

Diese Trübungen können durch Abkühlen und Abfiltern entfernt werden. Dafür wird die Mischung 24 Stunden lang in das Gefrierfach des Kühlschranks gestellt. Durch dieses »Ausfrieren« setzen sich die unlösbaren Bestandteile als Bodensatz ab, den Sie abfiltern können.

Sie brauchen dafür einen kleinen Glastrichter und Filterpapier. Legen Sie das Filterpapier in Falten und stecken Sie es in den Trichter. Geben Sie einen halben Teelöffel Kieselgur oder Magnesiumcarbonat (Magnesia carbonica) hinein – beides erhalten Sie in Drogerien, Apotheken oder in Spezialläden, die Zubehör zur Parfümherstellung anbieten.

Nun die durchgekühlte Duftmischung aus dem Gefrierfach nehmen und durch den vorbereiteten Filter gießen. Dann warten Sie, bis sich die Flüssigkeit ganz langsam auf Zimmertemperatur erwärmt hat, bevor Sie sie in eine kleine dunkle Flasche umfüllen.

Wie lange hält ein Duft?

Ob ein Parfüm schnell verduftet oder nicht, hängt nicht nur vom Produkt, sondern auch von der Hautbeschaffenheit ab.

- Je mehr man schwitzt, desto schneller verdunstet der Duft.
- Auch der ph-Wert der Haut beeinflusst den gesamten Duft und verändert ihn. Das erklärt, warum ein und dasselbe Parfüm an zwei Menschen völlig unterschiedlich riechen kann.
- Außerdem können Duftstoffe in eine trockene Haut besser eindringen als in eine fettigere.

SPEZIALPULVER

Kieselgur ist ein sehr fein gemahlener Quarzsand (Siliziumdioxid).

Reifeprozess einer Duftmischung

Ein Duft ist nichts Statisches, sondern ständigen Veränderungen unterworfen. In den ersten zwei Wochen nach der Herstellung schwingen sich die verschiedenen Duftnoten aufeinander ein: Der Duft »reift durch«, wie der Fachmann diesen Prozess nennt. Ausgereift ist der Duft erst nach vier bis acht Wochen. Lassen Sie ihn so lange an einem kühlen, trockenen und dunklen Ort ruhen.

IMMER NEU
Ein Naturparfüm hält sich nicht so lange wie eine Mischung mit synthetischen Zutaten: Da Sie sich aber Ihren persönlichen Duft immer wieder frisch herstellen können, ist eine längere Haltbarkeit auch gar nicht nötig.

Die Mischung richtig aufbewahren

Damit der Duft seine strahlende Kraft behält, sollte die Mischung stets luftdicht verschlossen aufbewahrt werden, denn eine Reaktion mit Sauerstoff führt zur Oxidation. Das passiert besonders schnell bei Düften mit einer Alkoholgrundlage. Auch zu viel Wärme bekommt einem Parfüm gar nicht gut.

Bei Zimmertemperatur aufbewahrt, hält eine Parfümmischung sich etwa acht Monate. Danach beginnt der Alterungsprozess, und die Duftqualität nimmt ab.

Handelsübliche Parfüms sind länger haltbar: Das liegt zum einen an den synthetischen Zutaten in diesen Mischungen und außerdem daran, dass ihnen so genannte Antioxidantien zugesetzt werden. Bei einem natürlichen Duft wird dagegen auf jeden Konservierungszusatz verzichtet.

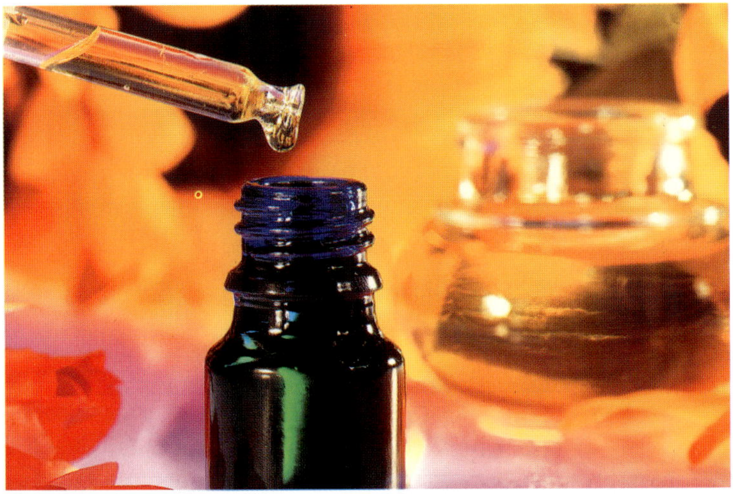

Sorgfalt und genaue Dosierung der ätherischen Öle ist eine Grundvoraussetzung für eine gelungene Duftmischung.

Tabu – tierische Parfümzutaten

Moschus, Zibet, Amber und Castoreum sind klassische tierische Parfümzutaten, die einem Duft Sinnlichkeit verleihen sollen.

- Echter Moschus ist das Brunstsekret des männlichen Moschustieres, das im Himalaya, in Indien, der Mongolei, Burma und China zu Hause ist.
- Ambra scheidet der Pottwal aus.
- Zibet ist eine Drüsenabsonderung der Zibetkatze und Castoreum das Geschlechtsteil des männlichen Bibers.

Diese tierischen Duftstoffe werden heute kaum mehr verwendet. Bei normalen Parfüms sind sie durch synthetische Stoffe ersetzt. Doch diese sind keineswegs ungefährlich: Moschus Ambrette und andere Ersatzstoffe wurden bereits wegen gesundheitlicher Bedenken verboten.

Duftende Premieren – einfache Mischungen

Ein Naturduft ist nicht nur eine kostbare, sondern auch eine sehr fragile Komposition. Damit sie in sich harmonisch ist und nicht aus der Balance gerät, bedarf es einiger Erfahrung. Die folgenden Rezepte gelingen Ihnen jedoch garantiert, denn sie wurden von Seniorparfümeur Erich Schmidt für PRIMAVERA LIFE entwickelt. Wenn Sie sich wirklich ganz exakt an die Rezeptangaben halten, kann dabei nichts schiefgehen.

Die folgenden Rezepte beschränken sich auf eine begrenzte Auswahl von Ölen, so dass man bereits ohne größere Geldausgaben verschiedene Duftnoten kreieren und sich unterschiedliche Dufteindrücke verschaffen kann.

Und so wird's gemacht

Geben Sie die in den folgenden Rezepten unter »Zutaten« angegebenen ätherischen Öle in ein Fläschchen und verrühren Sie sie gut miteinander. Dann geben Sie die Trägersubstanz – Jojobaöl – hinzu. Als Faustregel gilt bei allen Rezepten: Für jeden Tropfen Duftmischung geben Sie einen Milliliter Jojobaöl dazu. Bei den meisten einfachen Rezepturen arbeiten Sie mit 10 Tropfen ätherischen Ölen, geben also 10 Milliliter Jojobaöl in die Mischung.

EXAKT ARBEITEN

Wenn Sie die in den Rezepten angegebenen Öle in anderen Mengen verwenden oder andere Öle hinzufügen, kann der Duft entgleisen: Das fein abgestimmte Konzept, das alle Zutaten verbindet, gerät dann aus dem Gleichgewicht.

Soft & Sweet*

Duft: blumig, süß, harmonisierend
Zutaten: *4 Tropfen ätherisches Palmarosaöl • 2 Tropfen ätherisches Orangenöl • 2 Tropfen ätherisches Mairosenöl • 2 Tropfen ätherisches Neroliöl*
Zubereitung: Die ätherischen Öle miteinander verrühren. Zu dieser Mischung 10 Milliliter Jojobaöl geben.

DAS RICHTIGE VERHÄLTNIS
Wenn Sie ein Parfüm mischen, sollten Sie auf einen Milliliter Duftmischung etwa 10 Milliliter Jojobaöl geben. Probieren Sie aus, ob Ihnen die Intensität des Duftes so gefällt.

Relax*

Duft: blumig, rosig, entspannend
Zutaten: *4 Tropfen ätherisches Bergamotteöl • 4 Tropfen ätherisches Rosengeranienöl • 2 Tropfen ätherisches Bergamotteminzeöl 2 Tropfen ätherisches Rosenöl marokkanisch*
Zubereitung: Die ätherischen Öle miteinander verrühren. Zu dieser Mischung 12 Milliliter Jojobaöl geben.

1001 Nacht*

Duft: exotisch, blumig, sinnlich
Zutaten: *4 Tropfen ätherisches Sandelholzöl • 2 Tropfen ätherisches Jasminöl • 2 Tropfen ätherisches Rosenöl indisch • 1 Tropfen ätherisches Korianderöl • 1 Tropfen ätherisches Patschuliöl*
Zubereitung: Die ätherischen Öle miteinander verrühren. Zu dieser Mischung 10 Milliliter Jojobaöl geben.

Rosengarten*

Duft: fein, rosig, weich
Zutaten: *3 Tropfen ätherisches Rosengeranienöl • 2 Tropfen ätherisches Mairosenöl • 2 Tropfen ätherisches Öl Petit Grain Clementier 2 Tropfen ätherisches Magnolienblätteröl • 1 Tropfen Vanillee-Etrakt*
Zubereitung: Die ätherischen Öle miteinander verrühren. Zu dieser Mischung 10 Milliliter Jojobaöl geben.

Indian Rose*

Duft: exotisch, warm, rosig
Zutaten: *3 Tropfen ätherisches Ylang-Ylang-Öl • 3 Tropfen ätherisches Sandelholzöl • 3 Tropfen ätherisches Rosenöl indisch • 1 Tropfen Öl Petit Grain Clementier*
Zubereitung: Die ätherischen Öle miteinander verrühren. Zu dieser Mischung 10 Milliliter Jojobaöl geben.

Fiorini*

Duft: blumig, rosig, fein
Zutaten: *5 Tropfen ätherisches Rosengeranienöl • 3 Tropfen ätherisches Lavendelöl fein • 1 Tropfen ätherisches Neroliöl • 1 Tropfen ätherisches Rosenöl bulgarisch*
Zubereitung: Die ätherischen Öle miteinander verrühren. Zu dieser Mischung 10 Milliliter Jojobaöl geben.

Harmony*

Duft: warm, feinblumig, entspannend
Zutaten: *3 Tropfen Vanille-Extrakt • 2 Tropfen ätherisches Rosenholzöl • 2 Tropfen ätherisches Orangenöl • 2 Tropfen ätherisches Öl Rosa alba • 1 Tropfen ätherisches Mimosenöl*
Zubereitung: Die ätherischen Öle miteinander verrühren. Zu dieser Mischung 10 Milliliter Jojobaöl geben.

Berauschender Blütenzauber*

Duft: rosig, würzig, blumig
Zutaten: *3 Tropfen ätherisches Öl Rosa alba • 3 Tropfen ätherisches Bergamotteöl • 2 Tropfen ätherisches Mairosenöl • 1 Tropfen ätherisches Magnolienblätteröl • 1 Tropfen ätherisches Gartennelkenöl*
Zubereitung: Die ätherischen Öle miteinander verrühren. Zu dieser Mischung 10 Milliliter Jojobaöl geben.

Inspiration*

Duft: fruchtig, frisch, leicht
Zutaten: *3 Tropfen ätherisches Clementinenöl • 3 Tropfen ätherisches Mandarinenöl grün • 2 Tropfen ätherisches Rosengeranienöl 1 Tropfen ätherisches Bergamotteöl • 1 Tropfen Honigöl*
Zubereitung: Die ätherischen Öle miteinander verrühren. Zu dieser Mischung 10 Milliliter Jojobaöl geben.

Mit Akkorden abgerundete Rezepte

Möchten Sie den Duft noch interessanter und voller machen? Das ist gar nicht schwer: Runden Sie ihn mit einem fertig zu kaufenden Profi-Akkord ab (Bezugsquelle und weitere Informationen siehe Seite 107)! Die folgenden Rezepte basieren auf den Akkorden von PRIMAVERA LIFE:

GRÖßERE MENGE
Bei den nebenstehenden Rezepten mischen Sie die duftenden ätherischen Öle jeweils mit etwa 100 Millilitern Jojobaöl.

Greencologne*

Duft: frisch, grün, kraftvoll

Zutaten: *30 Tropfen Agrumen-Akkord • 5 Tropfen Ambra-Akkord 5 Tropfen Chypre-Akkord • 45 Tropfen Grün-Akkord • 5 Tropfen Jasmin-Akkord • 10 Tropfen Samt-Akkord*

Zubereitung: Die ätherischen Öle miteinander verrühren. Zu dieser Mischung 100 Milliliter Jojobaöl geben.

Italien Summer*

Duft: warm, blumig, sommerlich

Zutaten: *45 Tropfen Agrumen-Akkord • 4 Tropfen Fougère-Akkord 4 Tropfen Jasmin-Akkord • 3 Tropfen Rosen-Akkord • 8 Tropfen Samt-Akkord • 33 Tropfen ätherisches Zitronenöl • 3 Tropfen ätherisches Neroliöl*

Zubereitung: Siehe oben.

Alcatraz*

Duft: sinnlich, warm, blumig-süß

Zutaten: *16 Tropfen Aldehyd-Akkord • 15 Tropfen Chypre-Akkord 15 Tropfen Jasmin-Akkord • 15 Tropfen Rosen-Akkord • 10 Tropfen Samt-Akkord • 5 Tropfen Süß-Akkord • 9 Tropfen ätherisches Bergamotteöl • 19 Tropfen ätherisches Mandarinenöl rot*

Zubereitung: Siehe oben.

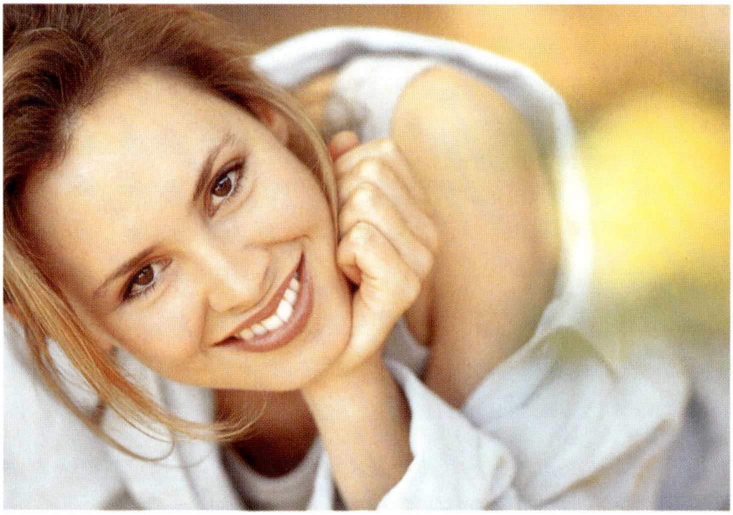

Experimentieren Sie ruhig ein wenig mit der Vielfalt der Düfte – so werden Sie bald immer besser spüren, welche Sie besonders mögen.

Honeymoon*

Duft: warm, würzig, ausgleichend

Zutaten: *7 Tropfen ätherisches Orangenöl • 3 Tropfen ätherisches Rosenholzöl • 3 Tropfen ätherischer Vanille-Extrakt • 1 Tropfen ätherische Ho-Blätter • 1 Tropfen ätherisches Neroliöl • 1 Tropfen ätherisches Benzoe Siam • 1 Tropfen ätherisches Zimtblätteröl*

zur Abrundung: *1 Tropfen Süße-Akkord*

Zubereitung: Die ätherischen Öle gut miteinander verrühren, und zu dieser Mischung ungefähr 18 Milliliter Jojobaöl geben.

Taipeh*

Duft: duftig, leicht, blumig

Zutaten: *6 Tropfen ätherisches Magnolienblätteröl • 2 Tropfen ätherisches Magnolienblütenöl • 2 Tropfen ätherisches Gartennelkenöl • 2 Tropfen ätherisches Linaloeholzöl • 1 Tropfen ätherisches Sandelholzöl • 1 Tropfen ätherisches Toluöl*

zur Abrundung: 1 Tropfen Samt-Akkord

Zubereitung: Die ätherischen Öle miteinander verrühren. Zu dieser Mischung etwa 15 Milliliter Jojobaöl geben.

Indian Nights*

Duft: exotisch, rosig, sinnlich

Zutaten: *4 Tropfen ätherisches Sandelholzöl • 4 Tropfen ätherisches Limettenöl • 2 Tropfen ätherisches Rosenholzöl • 2 Tropfen ätherisches Rhododendronöl • 1 Tropfen ätherisches Rosenöl indisch 1 Tropfen ätherisches Jasminöle, 4 %*

zur Abrundung: 1 Tropfen Holz-Akkord

Zubereitung: Die ätherischen Öle miteinander verrühren. Zu dieser Mischung etwa 15 Milliliter Jojobaöl geben.

Les Fleurs*

Duft: betörend, blumig, voll

Zutaten: *7 Tropfen ätherisches Limettenöl • 6 Tropfen ätherisches Tuberosenöle, 4 % • 3 Tropfen ätherisches Clementinenöl • 2 Tropfen ätherisches Neroliöl*

zur Abrundung: *2 Tropfen Rosen-Akkord*

Zubereitung: Die ätherischen Öle miteinander verrühren. Zu dieser Mischung etwa 20 Milliliter Jojobaöl geben.

RUNDE SACHE

Besonders rund und voll wird Ihr selbst hergestellter Duft, wenn Sie ihn mit einem passenden Akkord abrunden – so wie in diesen Rezepten!

Feeling*

Duft: warm, aromatisch, würzig
Zutaten: *4 Tropfen ätherisches Orangenöl • 4 Tropfen ätherisches Bergamotteöl • 2 Tropfen Vanille-Extrakt • 2 Tropfen ätherisches Korianderöl • 1 Tropfen ätherisches Zedernöl • 1 Tropfen ätherisches Ylang-Ylang-Öl • 1 Tropfen ätherisches Litseaöl*
zur Abrundung: *2 Tropfen Rosen-Akkord*
Zubereitung: Die ätherischen Öle gut miteinander verrühren, und zu dieser Mischung ungefähr 17 Milliliter Jojobaöl geben.

Salomé*

Duft: exotisch, warm, holzig
Zutaten: *5 Tropfen ätherisches Sandelholzöl • 4 Tropfen ätherisches Grapefruitöl • 1 Tropfen ätherisches Zedernöl • 1 Tropfen ätherisches Mairosenöl • 1 Tropfen ätherisches Honigöl*
zur Abrundung: *2 Tropfen Süße-Akkord*
Zubereitung: Die ätherischen Öle gut miteinander verrühren, und zu dieser Mischung ungefähr 14 Milliliter Jojobaöl geben.

PREISWERT
Mit nur wenigen Ölen lassen sich wirklich bezaubernde Düfte komponieren. Und das besonders Gute an ihnen ist, dass sie schadstofffrei sind und die Umwelt schonen.

Sizilien*

Duft: frisch-zitronig, hell, leicht
Zutaten: *7 Tropfen ätherisches Öl Petit Grain Clementier • 5 Tropfen ätherisches Orangenöl • 3 Tropfen ätherisches Bergamotteöl 2 Tropfen ätherisches Rosengeranienöl • 2 Tropfen ätherisches Neroliöl • 2 Tropfen ätherisches Grapefruitöl*
zu Abrundung: *1 Tropfen Frucht-Akkord*
Zubereitung: Die ätherischen Öle miteinander verrühren. Zu dieser Mischung etwa 22 Milliliter Jojobaöl geben.

Little Paradise*

Duft: blumig, leicht, strahlend
Zutaten: *5 Tropfen ätherisches Orangenöl • 2 Tropfen ätherisches Bergamotteöl • 2 Tropfen ätherisches Mimosenöl • 1 Tropfen ätherisches Mairosenöl*
zur Abrundung: *2 Tropfen Rosen-Akkord*
Zubereitung: Die ätherischen Öle miteinander verrühren. Zu dieser Mischung etwa 12 Milliliter Jojobaöl geben.

Oriental*

Duft: fruchtig, exotisch, sinnlich
Zutaten: *5 Tropfen ätherische Ho-Blätter • 4 Tropfen ätherischer Osmanthus • 4 Tropfen ätherisches Orangenöl • 3 Tropfen ätherisches Ylang-Ylang-Öl • 1 Tropfen ätherisches Zedernöl*
zur Abrundung: *2 Tropfen Agrumen-Akkord*
Zubereitung: Die ätherischen Öle gut miteinander verrühren. Zu dieser Mischung noch ungefähr 20 Milliliter Jojobaöl geben.

Blue Dream*

Duft: edel, feinblumig
Zutaten: *6 Tropfen ätherisches Irisöle, 1 % 5 Tropfen ätherisches Bergamotteöl • 4 Tropfen ätherisches Öl Lavendel extra 1 Tropfen ätherisches Rosenöl bulgarisch 1 Tropfen ätherisches Limettenöl*
zur Abrundung: *1 Tropfen Rosen-Akkord*
Zubereitung: Die ätherischen Öle miteinander verrühren. Zu dieser Mischung noch ungefähr 18 Milliliter Jojobaöl geben.

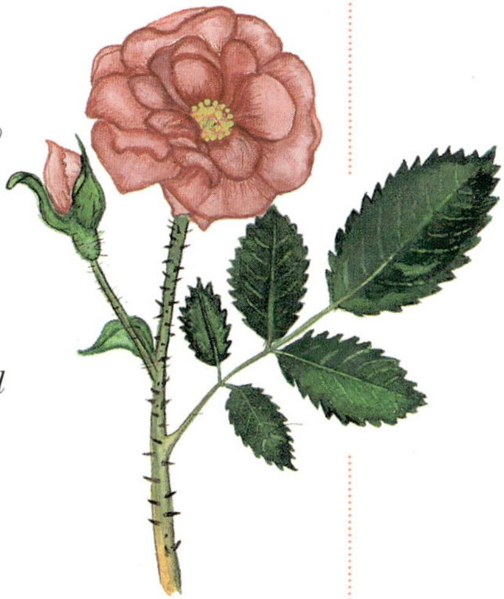

14 Akkorde im Baukasten

100-prozentig naturreine Akkorde für hochwertige Düfte gibt es ausschließlich bei PRIMAVERA LIFE (Adresse siehe Anhang, Seite 107). Ein spezielles Set, die so genannte »Naturparfümerie«, enthält 14 Akkorde, Zubehör wie Riechstreifen, Fläschchen, Flakons, Rührstab und eine ausführliche Arbeitsanleitung. Dieses Paket kostet etwa 250,- Mark.
Diese »Naturparfümerie« enthält folgende Akkorde: Frucht-, Agrumen- und Aldehyd-Akkord, Rosen-Akkord, Jasmin-, Fougère- und Chypre-Akkord, Holz-Akkord, Würz-Akkord, Animalisch-ledriger Akkord, Ambra-, Süße- und Samt-Akkord.
Die genannten Akkorde sind auch einzeln zu bekommen (Preis: je ca. 13 bis 20 Mark für 10 ml).

Reichhaltigere Duftmischungen

Die folgenden Rezepte basieren auf einem reichhaltigeren Duftbouquet – und einer größerer Menge an Parfümöl. Wenn Sie lieber erst einmal weniger »riskieren« möchten, können Sie auch mit der Hälfte der angegebenen Menge arbeiten, um auszuprobieren, ob Ihnen der Duft zusagt.

Aimée*

Duft: sinnlich, warm, eigenwillig
Zutaten: *35 Tropfen ätherisches Rosenholzöl • 20 Tropfen ätherisches Bergamottöl • 10 Tropfen ätherisches Palmarosaöl • 10 Tropfen ätherisches Orangenöl • 10 Tropfen ätherisches Litseaöl • 5 Tropfen Honigöl • 3 Tropfen ätherisches Myrrheöl • 2 Tropfen ätherisches Weihrauchöl*
Zubereitung: Die ätherischen Öle miteinander verrühren. Zu dieser Mischung etwa 95 Milliliter Jojobaöl geben.

Rosebud*

AUFREGEND
Viele der Duftnoten, die hier beschrieben werden, sind sehr auffallend und benötigen auch mehr Parfümöle.

Duft: blumig, lieblich, sinnlich
Zutaten: *40 Tropfen ätherisches Rosengeranienöl • 10 Tropfen ätherisches Mandarinenöl grün • 10 Tropfen ätherisches Magnolienblätteröl • 10 Tropfen ätherisches Limettenöl • 5 Tropfen ätherisches Rosenholzöl • 5 Tropfen ätherisches Linaloeholzöl • 5 Tropfen ätherisches Öl Petit Grain • 5 Tropfen Rosen-Absolue • 5 Tropfen ätherisches Litseaöl • 3 Tropfen ätherisches Magnolienblütenöl 2 Tropfen ätherisches Zedernöl*
Zubereitung: Die ätherischen Öle miteinander verrühren. Zu dieser Mischung etwa 100 Milliliter Jojobaöl geben.

Vanilla*

Duft: warm, einhüllend, sinnlich
Zutaten: *30 Tropfen Vanille-Extrakt • 20 Tropfen ätherisches Orangenöl • 10 Tropfen ätherisches Mandarinenöl rot • 10 Tropfen ätherisches Benzoe-Siam-Öl • 10 Tropfen ätherisches Rosenholzöl • 5 Tropfen ätherisches Linaloeholzöl • 5 Tropfen ätherisches Litseaöl • 5 Tropfen Tolubalsam • 3 Tropfen Honigöl • 2 Tropfen ätherisches Öl Tonka extra*
Zubereitung: Siehe oben.

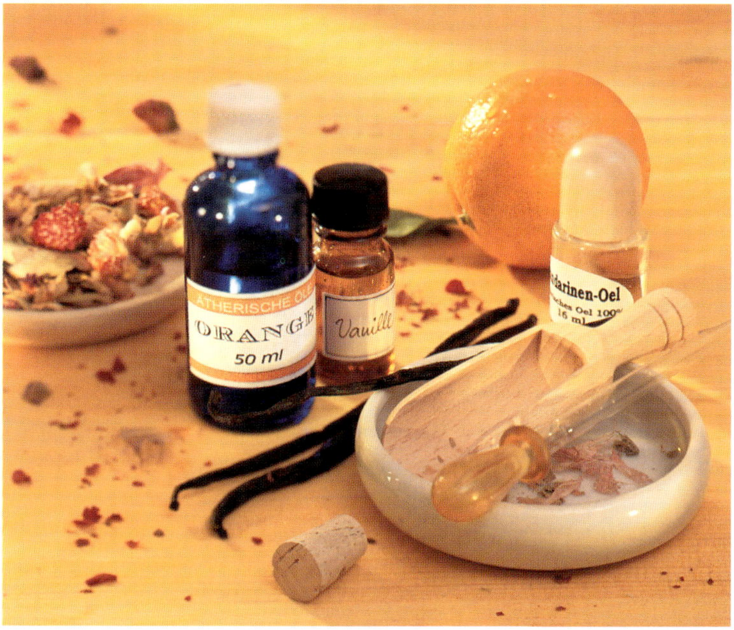

Eine sinnliche Mischung aus Vanille, Orange und warmen, exotischen Düften: die Basis für das Naturparfüm Vanilla.

Summernight*

Duft: blumig, warm, exotisch

Zutaten: *40 Tropfen ätherisches Blutorangenöl • 10 Tropfen ätherisches Bitterorangenöl • 10 Tropfen ätherisches Clementinenöl • 10 Tropfen ätherisches Limettenöl • 5 Tropfen Honigöl • 5 Tropfen ätherisches Rosenöl marrokanisch • 5 Tropfen ätherisches Magnolienblätteröl • 5 Tropfen ätherisches Sandelholzöl • 5 Tropfen ätherisches Ho-Blätter-Öl • 3 Tropfen ätherisches Neroliöl • 2 Tropfen Jasmin Absolue*

Zubereitung: Alle ätherischen Öle miteinander verrühren. Zu dieser Mischung etwa 100 Milliliter Jojobaöl geben.

Indian Dream*

Duft: exotisch, fruchtig, würzig

Zutaten: *35 Tropfen Ho-Blätter-Öl • 15 Tropfen ätherisches Mandarinenöl rot • 15 Tropfen ätherisches Grapefruitöl • 10 Tropfen ätherisches Sandelholzöl • 10 Tropfen ätherisches Bergamotteöl 5 Tropfen Osmanthus • 5 Tropfen ätherisches Rosenöl indisch 3 Tropfen ätherisches Ingweröl • 2 Tropfen ätherisches Cassiaöl*

Zubereitung: Siehe oben.

PFLEGEPRODUKTE AUS MEXIKO

Die mexikanischen Indianer benutzten Jojobaöl schon lange zur Haut- und Haarpflege. Es schützt übrigens sogar vor den schädlichen UV-Strahlen.

Sweet Fruits

Wirkung: zitrusfrisch, intensiv, fruchtig

Zutaten: *30 Tropfen ätherisches Orangenöl • 15 Tropfen ätherisches Limettenöl • 15 Tropfen ätherisches Grapefruitöl • 11 Tropfen ätherisches Mandarinenöl grün • 10 Tropfen ätherisches Zitronenöl • 5 Tropfen Vanille-Extrakt • 5 Tropfen Honigöl • 5 Tropfen ätherisches Benzoeöl • 4 Tropfen Osmanthus*

Zubereitung: Die ätherischen Öle miteinander verrühren. Zu dieser Mischung etwa 100 Milliliter Jojobaöl geben.

Blue Velvet*

Duft: weich, sanft blumig

Zutaten: *35 Tropfen ätherisches Rosengeranienöl • 15 Tropfen ätherisches Lavendelöl fein • 10 Tropfen ätherisches Ho-Blätter-Öl 10 Tropfen Rosen-Absolue • 10 Tropfen Vanille-Extrakt • 10 Tropfen ätherisches Palmarosaöl • 5 Tropfen ätherisches Orangenöl 5 Tropfen ätherisches Mandarinenöl grün*

Zubereitung: Die ätherischen Öle miteinander verrühren. Zu dieser Mischung etwa 100 Milliliter Jojobaöl geben.

ACHTUNG!
Die Lederjacke sollte ebenfalls nichts von Ihrer Duftmischung abbekommen: Auch auf Leder können Parfüms unschöne Ränder hinterlassen.

Sweet Dreams*

Duft: sinnlich, warm, vanillig

Zutaten: *40 Tropfen Vanille-Extrakt • 30 Tropfen ätherisches Orangenöl • 10 Tropfen ätherisches Bergamotteöl • 8 Tropfen ätherisches Benzoe-Siam-Öl • 5 Tropfen Tolu balsam • 3 Tropfen ätherisches Jasminöl • 2 Tropfen ätherisches Magnolienblütenöl 2 Tropfen ätherisches Tuberosenöl*

Zubereitung: Siehe oben.

Vorsicht, Parfümflecken!

- Geben Sie Ihr Parfüm niemals direkt auf die Kleidung: Das gilt besonders für Kleidungsstücke aus Seide, Satin, Kunstfaser, für weiße oder helle Stoffe und weiße Pelze. Gelangt Parfüm auf diese Materilien, kann es zu hartnäckigen Flecken kommen, die anfangs gelb und später braun sind.
- Wollsachen – auch solche aus Kaschmir – sind dagegen unempfindlich gegenüber Parfümflecken: Das Parfüm wird von den Fasern einfach aufgesogen.

Jaipur*

Duft: exotisch, warm, würzig
Zutaten: *30 Tropfen ätherisches Orangenöl • 20 Tropfen ätherisches Bergamotteöl • 20 Tropfen ätherisches Ylang-Ylang-Öl 10 Tropfen ätherisches Sandelholzöl • 10 Tropfen ätherisches Linaloeholzöl • 5 Tropfen ätherisches Zedernöl • 3 Tropfen ätherisches Ingweröl • 2 Tropfen ätherisches Mimosenöl*
Zubereitung: Die ätherischen Öle miteinander verrühren. Zu dieser Mischung etwa 100 Milliliter Jojobaöl geben.

HERRLICHE GERÜCHE
Nebenstehend finden Sie ein Rezept für ein Parfüm mit holzigem Duft und Zitrusnoten, einen anderen Duft mit kraftvollen, würzigen Komponenten.

Speziell für ihn – Herrendüfte

Und hier noch zwei Rezepte für Männer: beide sind sehr maskulin, das erste ist jedoch etwas exotischer, das andere gleicht einer erfrischenden, kräftigen Duftbrise.

Vibration*

Duft: würzig, holzig, exotisch
Zutaten: *25 Tropfen ätherisches Sandelholzöl • 20 Tropfen ätherisches Rosenholzöl • 20 Tropfen ätherisches Zedernöl • 12 Tropfen ätherisches Limettenöl • 10 Tropfen ätherisches Grapefruitöl 5 Tropfen ätherisches Vetiveröl • 5 Tropfen ätherisches Eichenmoos 3 Tropfen ätherisches Galbanumöl*
Zubereitung: Die ätherischen Öle gut miteinander verrühren, und zu dieser Mischung ungefähr 100 Milliliter Jojobaöl geben.

Vitality*

Duft: frisch, würzig, kraftvoll
Zutaten: *20 Tropfen ätherisches Sandelholzöl • 15 Tropfen ätherisches Zirbelkieferöl • 15 Tropfen ätherisches Rosenholzöl • 10 Tropfen ätherisches Grapefruitöl • 10 Tropfen ätherisches Limettenöl 10 Tropfen ätherisches Zitronenöl • 5 Tropfen ätherisches Öl Indian Lime • 5 Tropfen ätherisches Öl Petit Grain • 5 Tropfen ätherisches Zypressenöl • 3 Tropfen ätherisches Vetiveröl • 1 Tropfen ätherisches Weihrauchöl • 1 Tropfen ätherisches Ingweröl*
Zubereitung: Die ätherischen Öle gut miteinander verrühren, und zu dieser Mischung ungefähr 100 Milliliter Jojobaöl geben.

Individuelle Parfüms nach eigener Rezeptur mischen

Die einfache Eigenkreation

Lineare Parfümerie nennt der Fachmann die Herstellung eines Duft aus diversen Einzelstoffen. Auch bei solch einer noch recht einfachen Komposition muss exakt nach Plan gearbeitet werden. Nehmen Sie sich nicht zu viel auf einmal vor – das ist der beste Weg zum Erfolg.

EXPERIMENTE
Beim Mischen von individuellen Parfümkreationen werden Sie auch immer wieder Misserfolge erleben. Verzagen Sie nicht: Diese Kunst erlernt nur, wer lange genug probiert hat.

Und so wird's gemacht

Jedes Parfüm besteht aus drei grundlegenden Duftbestandteilen: der Kopf-, der Herz- und der Basisnote (siehe ab Seite 12). Eine Auswahl von Ölen, die sich für die Kopf-, Herz- und Basisnote einer Duftkomposition eignen, finden Sie in den Übersichten ab Seite 13.

- Füllen Sie ein Fläschchen (10 Milliliter) mit Jojobaöl.
- Geben Sie einen Tropfen Basisnotenöl hinein. Dann einen Tropfen Herznotenöl und schließlich noch zwei bis drei Tropfen Kopfnotenöl.
- Alles gut miteinander verschütteln.
- Kontrollieren Sie den Duftcharakter Ihrer Komposition mit dem Riechstreifen. Kommt Ihnen die Mischung zu flach vor, und möchten Sie den Duft noch etwas abrunden, verstärken Sie zunächst die Herznote und dann, wenn

Tipp!

Welche Zutaten Sie als Basis-, Herz- und Kopfnote auswählen, hängt natürlich ganz von Ihren persönlichen Duftvorlieben ab. Hier eine kleine Anregung:
Ein Mix aus
- 3 Tropfen Patschuliöl als Basisnote,
- 8 Tropfen Geraniumöl als Herznote und
- 4 Tropfen Bergamotteöl (begaptenfrei) als Kopfnote

ergibt einen einfachen Chypreduft mit rosig-holzigen Akzenten.

Düfte schaffen eine sinnliche Atmosphäre

Es gibt sie: die idealen Öle für sinnliche Stunden zu zweit, ein lustvolles Aromabad oder eine erotische Partnermassage. Sinnlich anregende Düfte verbreiten vor allem die folgenden Herz- und Basisnotenöle:

- warme Gewürznoten wie Nelkenknospe, Muskat, Pfeffer, Vanille und Ingwer
- berauschende Blüten und Blätter wie Gartennelke, Ylang-Ylang, Rose Champaca, Jasmin, Frangipani, Akazienblüte, Narzisse, Rosengeranie, Cistrose und Patschuli
- exotische Hölzer, Wurzeln und Harze wie Sandelholz, Zeder, Weihrauch, Moschuskörner, Oud, Vetiver, Benzoe Siam, Eichenmoos und Myrrhe

nötig, die Kopfnote. Wichtig: vergessen Sie nicht, Zwischendurch die Mischung immer wieder gut zu verschütteln.

- Da sich der Duft während der Reifezeit noch stark verändert, ist es eine Erfahrungssache, das tatsächliche Ergebnis zu erschnuppern. Notieren Sie darum die Öle und die verwendeten Mengen genau. Kontrollieren Sie den Duft immer wieder (siehe dazu Kasten Seite 43) und notieren Sie stets den Dufteindruck, denn Sie dabei haben. Lassen Sie die Mischung vier Wochen lang reifen.
- Um Ihre erste Eigenkreation gut auf der Haut anwenden zu können, geben Sie die Duftmischung am besten in einen Deoroller. So lässt sie sich wunderbar auftragen.

Kompositionen mit Akkorden – komplexere Eigenkreationen

Wenn Sie bereits erste Erfahrungen beim Komponieren einfacher Düfte gesammelt haben, können Sie schließlich den nächsten Schritt wagen: Versuchen Sie, Parfüms aus so genannten Akkorden (siehe auch Seite 75) herzustellen. Jeder dieser Akkorde besteht bereits aus jeweils mindestens zwei Ölen für die Kopf-, Herz- und Basisnote.

EROTISCHE EIGENKREATION

Einen vollen blumig-orientalischen Duft mit intensiver erotischer Ausstrahlung ergibt folgende Mischung:

- 3 Tropfen Vetiveröl und 4 Tropfen Vanille-Extrakt als Basisnote
- 8 Tropfen Ylang-Ylang und 4 Tropfen Geraniumöl als Herznote
- 2 Tropfen Mandarinenöl und 5 Tropfen Neroliöl als Kopfnote

Parfüme kreieren mit Akkorden – so wird's gemacht!

Auch beim Experimentieren mit Akkorden gilt: Nehmen Sie sich anfangs nicht zu viel vor. Beginnen Sie mit sechs bis neun Ölen für die Kopf-, Herz- und Basisnote, um die Duftverbindung noch überschauen zu können.
Hinzu kommen drei bis sechs Öle, um die Komposition nötigenfalls zu korrigieren und zu nuancieren. Und hier die einzelnen Schritte:

- Die Herznote ist der Beginn einer Komposition, sie bestimmt das Thema. Prüfen Sie mit Hilfe des Riechstreifens, ob sie stimmig ist.
- Danach folgt die Basisnote, die bei der Duftentfaltung später eigentlich das Ausklingen des Themas verkörpert. Prüfen Sie erneut mit dem Riechstreifen.
- Die Kopfnote – beim Riechen dann die »Ouvertüre« – bietet Ihnen beim Mischen die Möglichkeit, einen Duft abzurunden.

WICHTIGE BASIS
Auch die so genannte Trägersubstanz beeinflusst den Duft: Alkohol lässt ihn leichter und ein fettes Öl schwerer wirken.

Die Duftnoten verbinden – den Duft abrunden

Wenn Kopf-, Herz- und Basisnote sich nicht zu einem harmonischen Ganzen miteinander verbinden, kann mit bestimmten Düften eine Brücke zwischen ihnen gebaut werden (eine ausführliche Übersicht über diese Öle finden Sie ab Seite 31).
Eine Verbindung zwischen Herz- und Kopfnote schaffen so genannte Herz-Kopf-Noten-Öle. Dazu gehören z. B.:

- holzige Noten wie Kiefer, Fichte, Weißtanne
- blumig-frische Noten wie Myrte und Palmarosa
- krautig-frischer Muskatellersalbei und Lavendel
- fruchtig-frische Süßnoten wie Orange, Mandarine oder Grapefruit

Eine harmonische Verbindung zwischen Herz- und Basisnote können Herz-Basis-Noten-Öle wie beispielsweise die Folgenden schaffen:

- schwer-süßliche Noten wie Vanille, Tolu, Benzoe, Styrax
- das milde, holzig-warme Sandelholz
- das herbe Eichenmoos
- die holzig-warme Zeder.

Die Herznote korrigieren

Ist nur eine Note, in der Regel die Herznote, zu aufdringlich, kann sie anders in die übrigen Düfte eingebunden werden. Dafür können Sie beispielsweise die Mengen der Kopf- und der Basisnote verdoppeln.

Die Mischung fixieren, den Kontrast verbessern

Ist Ihnen der Gesamteindruck des Duftes zu flach und zu fade, haben Sie zwei verschiedene Möglichkeiten, die Wirkung der Komposition zu verbessern:

- Sie können ein Fixativ – wie Sandelholz oder Moschuskernöl – hinzufügen. Bitte dosieren sie diese Düfte vorsichtig, da sie sehr intensiv sind.
- Kontrastreicher und raffinierter wird ein Duft auch durch die Zugabe starker Duftnoten in verdünnter Form. Geeignet sind dafür Iris, Vetiver, Galbanum, Tuberose, Patschuli oder Gewürznoten wie Estragon, Thymian oder Kardamom. Und so wird verdünnt:

So fixieren Sie einen Duft

Einen Duft fixieren heißt, seinen Fond über einen längeren Zeitraum zu erhalten. Dieses Ziel kann ein Parfümeur auf verschiedenen Wegen erreichen.

- durch Eigenfixierung: Dabei wird der Duft so zusammengesetzt, dass die Kombination aller Zutaten ihn fixieren. Das ist eine große Kunst: Die einzelnen Stoffe müssen in einem sehr diffizilen Verhältnis gemixt werden, damit der Dufteindruck insgesamt länger anhält, die Kopfnote aber trotzdem rasch genug verdunsten kann.
- Eine einfache Methode ist die Verdunstungsverzögerung. Man nimmt dafür einfach ein fettes Öl, wie Jojobaöl, als Trägersubstanz (siehe Seite 65f). So kann die Mischung nur langsam verdunsten – und der Duft bleibt länger wahrnehmbar.
- Man kann auch Fixativnoten einsetzen. Das sind spezielle Öle, z. B. Ambrettekörneröl. Es hebt bestimmte Duftakkorde und bewirkt, dass sie besser abstrahlen. Auch so genannte echte Fixateure riechen besonders lange und binden darüber hinaus andere Stoffe. Das gilt vor allem für Resinoide (siehe Seite 58), aber auch Holznoten wie z. B. Sandelholz ostindisch oder Vetiveröl.

EMPFINDLICHER SCHMUCK

Perlenketten sollten grundsätzlich nicht mit Parfüms in Berührung kommen – das kann zu unschönen Verfärbungen führen.

Geben Sie auf 5 Tropfen der Duftmischung 50 Tropfen des Verdünnungsmittels – Alkohol oder Jojobaöl –, je nachdem, was Sie als Grundlage Ihrer Mischung verwenden. Also auf 5 Tropfen Irisöl zum Beispiel 50 Tropfen Alkohol oder Jojobaöl.
Keine Angst, wenn die ersten »eigenen« Düfte noch nicht optimal sind: Schlimmstenfalls hat man mit der nicht gelungenen Komposition Lehrgeld bezahlt. Aber Übung, und nur Übung, macht den Meister! Denn nur so entwickelt sich Ihr Können und die Vorstellungskraft.

Den Duft rasten lassen

Damit eine Duftkomposition ihre Wirkung optimal entfalten kann, muss sie einige Zeit »rasten«. Darunter versteht der Fachmann, die Duftmischung in einer kleinen, dicht abgeschlossenen Flasche über Nacht ruhen zu lassen, am besten an einem kühlen Ort bei 0 bis 5°C (im Keller oder Kühlschrank). Überprüfen Sie am nächsten Tag die Qualität des Duftes erneut. Bei Bedarf können Sie die Mischung nun nochmals korrigieren.

ZWEITE CHANCE

Auch wenn es auf Anhieb nicht so geklappt hat: Kleinere Korrekturen bei Mischungen mit wenigen Ölen sind nachträglich noch möglich.

Kontrollieren – und nachbessern

Das fertige Parfüm, also der Mix aus reiner Duftmischung und Trägersubstanz, muss grundsätzlich sorgsam abgefüllt und exakt etikettiert werden – damit Sie später auch noch wissen, was sich in welchem Flakon befindet.
Nun folgt eine weitere Kontrolle mit dem Riechstreifen. Und wieder hat sich der Duft verändert. Den letzten Aufschluss über den Duft gibt schließlich der Test auf der Haut, wenn die Kreation angewendet wird. Auch dabei kann es zu Überraschungen kommen, da bestimmte Duftnoten leichter von der Haut aufgenommen – und »verschluckt« – werden als andere.
Entspricht der fertige Duft noch nicht Ihren Vorstellungen, kann er durch erneutes Nachmischen nochmals korrigiert werden. Das gelingt aber nur, wenn mit einer überschaubaren Anzahl von Zutaten gearbeitet wurde. Ansonsten gelingt das Nachbessern selbst versierten Hobbyparfümeuren kaum mehr.

Düfte mit viel Charakter und Finesse

Der Reichtum der Profi-Akkorde macht die Herstellung eigener Parfüms zu einem besonderen Vergnügen. Schon beim bloßen Lesen der Zutaten glaubt man, die Duftvielfalt der ganzen Welt zu spüren:
So ist zum Beispiel der Frucht-Akkord von PRIMAVERA LIFE ideal für den Ausbau der Kopfnote. Er besteht aus einem Mix aus Mandarinen- und Blutorangenöl aus Italien, Grapefruitöl aus Israel, Litsea Cubebaöl aus China, Elemiöl aus Honduras, Limettenöl aus Tahiti, Ingwer- und Krauseminzeöl aus China, Osmanthus Absolue aus Indien, Buccublätteröl aus Afrika, Fire Balsamabsolue aus Kanada und Guajakholzöl aus Paraguay. Seine exotische Finesse erhält der Akkord durch Osmanthus Absolue – samtig abgerundet mit Massoiaöl. Eine solch reichhaltige und raffinierte Kopfnote haben berühmte Parfüms wie Diorissimo von Dior, aber auch das Parfum d'été von Kenzo oder Femme von Rochas.

Für Spitzendüfte – mit Profi-Akkorden arbeiten

Wenn Sie richtig raffinierte Spitzendüfte kreieren möchten, greifen Sie dafür am besten auf so genannte Akkorde zurück, die es fertig zu kaufen gibt (Bezugsquelle siehe Seite 107). Sie bieten einen Duftreichtum und Möglichkeiten, an die auch ein geübter Hobbyparfümeur mit einfachen Mischungen nicht herankommt, denn jeder dieser Akkorde wurde von einem »Duftprofi« komponiert und besteht aus 12 bis 80 Inhaltsstoffen.
Die Arbeit mit Akkorden unterscheidet sich im Prinzip nicht von der mit Einzelölen: Auch bei dieser »Hohen Schule der Parfümerie« kommt es darauf an, nach und nach spielerisch zu lernen, wie die Akkorde gemischt werden, wie sie zu gewichten sind und wie intensiv die Mischungen ausfallen.
Doch im Unterschied zu einfachen linearen Mischungen (Seite 69ff.) bietet die Arbeit mit Profi-Akkorden die Möglichkeit zu sehr komplexen Kreationen. Das heißt: Es werden auch Basen, also Untergruppen, wie Jasmin-, Moos-, Fougère- oder Agrumenbasen eingesetzt.

IM DUFT BADEN
Mit fertigen Akkorden lassen sich nicht nur ausgesprochen runde, reichhaltige Parfüms kreieren, sondern auch wunderbarstimulierende Badeöle (siehe Seite 92ff.).

Duftkompositionen mit Akkorden – faszinierend und ganz natürlich

Beim Mischen mit fertigen Akkorden können Sie aus dem Vollen schöpfen. Seniorparfümeur Erich Schmidt, Schöpfer der PRIMAVERA-LIFE – »Naturparfümerie« – meint zur Arbeit mit Akkorden: »Der Parfümeur kann zum Beispiel Lavendel in ein Eau-de-Cologne-Konzept einbauen. Die Basis bildet Lavendelöl, und nun kann man mit Hilfe eines Agrumen- und eines Frucht-Akkords als Nuanceur ein sehr frisches, feines Duftgebilde erhalten, das nicht mehr sofort als Lavendel erkennbar ist.«

Mit Profi-Akkorden können Sie in vielen Richtungen experimentieren und ganze Duftkonzepte (siehe Seite 72ff.) nachempfinden. Seniorparfümeur Erich Schmidt schlägt folgende Konzepte vor: Chypre in den Konzepten holzig, frisch, animalisch-ledrig; Fougère in den Konzepten frisch, holzig, ambriert, animalisch-ledrig; das Konzept blumig in den Nuancen frisch, aldehydig, süß, fruchtig; verschiedene Eau-de-Cologne-Noten; würzige, süße und blumig-schwere Orientalnoten; Grün-, Lavendel- und Zitrusnoten in diversen Konzepten; Ledernoten in den Kompositionen frisch, holzig oder phantasievoll bzw. Holz- und Ambranoten in verschiedenen Konzepten.

DÜFTE VERFREMDEN

Mit Hilfe von Akkorden können Sie wirklich mit den Düften spielen: Muten Sie Ihrer Nase anfangs jedoch nicht zu viel zu und beginnen Sie mit wenigen Duftbausteinen. Nach und nach können Sie dann immer »mutiger« werden!

Phantastische Mischungen mit Profi-Akkorden

Erich Schmidt: »Ein wunderbarer Akkord, um sich an einem Duft zu versuchen, der nur in der Phantasie existiert, ist z. B. der Aldehyd-Akkord, eine in sich bereits faszinierend-phantasievolle Komposition. Er bringt ausgesprochen moderne Akzente in eine Naturkomposition. Blumige Duftmischungen erhalten eine neue Ausstrahlung, Chypre- und Fougèrenoten bekommen mehr Wärme und Tiefgang; vor allem aber profitieren Eau-de-Cologne- und frische Grünkompositionen von dieser Kopfnote.«

Akkorde sind wie gesagt schon sehr komplexe »Duftgebilde«. Bevor Sie diese zu recht komplizierten Eigenkreationen mischen, sollten Sie die Arbeit mit Akkorden nach Rezept üben (siehe Seite 71ff.). So trainieren Sie auch Ihre Nase und das Gefühl für Düfte weiter.

Grundakkorde komponieren

Akkorde für die Kopfnote

Bezeichnung	Bestandteile des Akkordes
Agrumig:	Limone, Clementine, Zitrone, Limette, Bergamotte, Pampelmuse, Tangerine, Yuzu, Orange
Frisch:	Eukalyptus, Pfefferminze, Kampfer, Petit Grain, Niaoli, Nana-Minze, Mentha Citratha
Aldehydig:	Lemongrass, Litsea Cubeba, Raute, Calmus Citronellgras
Konifere:	Edeltanne, Weißtanne, Latschenkiefer, Lärche, Fichte sibirisch, Zirbelkiefer, Meereskiefer
Fruchtig:	Bourgeon de Cassis, Buccublätter, Osmanthus, Apfelsine, Blutorange
Grün:	Galbanum, Basilikum, Alge, Limette gepresst, Himbeerblätter-absolue
Krautig:	Muskatellersalbei, Estragon, Salbei, Petersilienblätter, Dill, Lavandin

Akkorde für die Herznote

Bezeichnung	Bestandteile des Akkordes
Blumig	Tuberose, Jasmin, Geranium, Lavendel, Ylang-Ylang, Rose, Davana, Narzisse, Frangipani, Mimose, Iris
Würzig	Zimt, Koriander, Piment, Kardamom, Sternanis, Nelke, Muskat, Pfeffer, Ingwer
Krautig	Beifuß, Thymian, Quendel, Salbei officinalis, Rosmarin, Majoran, Origanum

Akkorde für die Basisnote

Bezeichnung	Bestandteile des Akkordes
Balsamisch	Copaiva, Gurjun
Holzig	Patschuli, Rosenholz, Sandelholz, Linaloe, HO-Blätter, Vetiver, Zypresse, Zeder
Moosig	Baum-, Lärchen-, Eichen- und Zedernmoos
Würzig	Myrrhe, Weihrauch, Heu, Tonka-Opoponax
Süß	Vanille, Benzoe, Bienenwachs-Absuloe, Styrax, Perubalsamöl
Animalisch	Moschuskörner, Costus, Jatamansi, Labdanum

GUT KOMBINIERT

Mit Akkorden können Sie vollere Düfte herstellen. Die nebenstehende Auswahl ist eine Empfehlung von Seniorparfümeur Erich Schmidt.

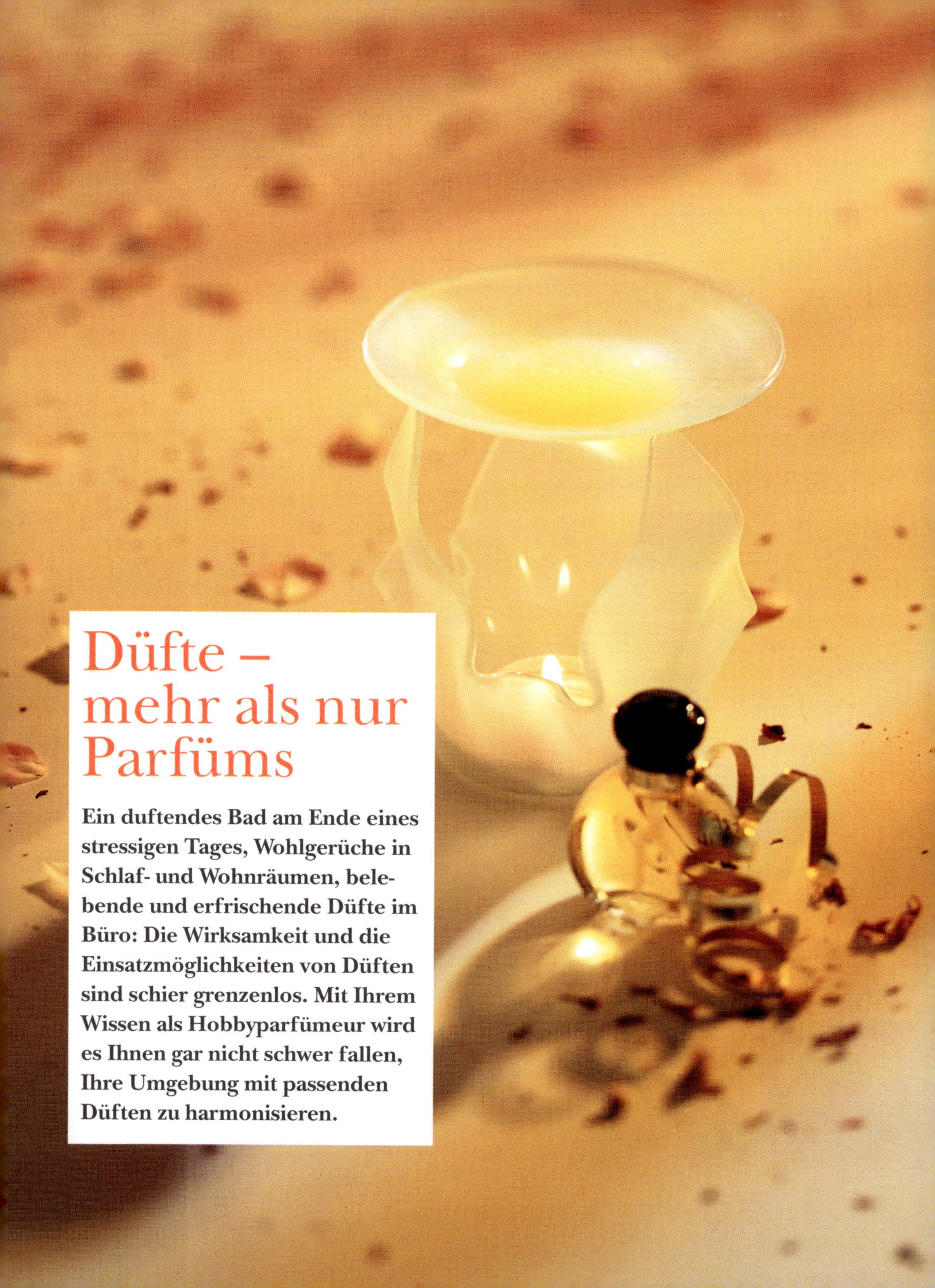

Düfte – mehr als nur Parfüms

Ein duftendes Bad am Ende eines stressigen Tages, Wohlgerüche in Schlaf- und Wohnräumen, belebende und erfrischende Düfte im Büro: Die Wirksamkeit und die Einsatzmöglichkeiten von Düften sind schier grenzenlos. Mit Ihrem Wissen als Hobbyparfümeur wird es Ihnen gar nicht schwer fallen, Ihre Umgebung mit passenden Düften zu harmonisieren.

Wohltat für Körper und Seele: duftende Pflege

In ein duftendes, wohlig warmes Bad zu sinken, ein mit Düften angereichertes Öl in die Haut einzumassieren oder den Körper mit einer natürlich parfümierten Lotion zu verwöhnen: Das ist mehr als nur Körperpflege – das ist Wohlgefühl und Entspannung pur!
Die folgenden Rezepte für duftende Pflegeprodukte werden Sie bestimmt dazu anregen, sich auf gesunde, wohltuende Art zu verwöhnen und sich immer mal wieder eine entspannende »Auszeit« zu gönnen.

Wohlriechende Badeöle

Ätherische Öle sind nicht wasserlöslich: Gibt man sie pur ins Badewasser, schwimmen sie auf der Oberfläche und setzen sich am Wannenrand ab – darüber hinaus können die Öle so Hautreizungen verursachen. Das kann ein so genannter Emulgator verhindern, der Wasser und Öl bindet. Die besten natürlichen Emulgatoren sind Sahne, Vollmilch oder Honig.

Balance*

Duft: warm, blumig, ausgleichend
Zutaten: *4 Tropfen ätherisches Orangenöl • 3 Tropfen ätherisches Rosengeranienöl • 2 Tropfen ätherisches Linaloeholzöl • 1 Tropfen ätherisches Rosenöl türkisch • 3 Esslöffel Sahne oder Milch*
Zubereitung: Die ätherischen Öle mit der Sahne oder der Milch verrühren und dann die Mischung ins warme Badewasser geben.

Relaxation*

Duft: mild, würzig, harmonisierend
Zutaten: *3 Tropfen ätherisches Rosengeranienöl • 3 Tropfen ätherisches Lavendelöl fein • 2 Tropfen ätherisches Ho-Blätter-Öl 1 Tropfen ätherisches Muskatellersalbeiöl • 1 Tropfen ätherisches Zedernöl • 3 Esslöffel Sahne oder Milch*

SANFT ZUR HAUT
Ätherische Öle nie pur ins Badewasser geben, sondern immer mit etwas Milch, Sahne oder Honig vermischt!

Zubereitung: Die ätherischen Öle mit der Sahne oder der Milch verrühren und dann die Mischung ins warme Badewasser geben.

Activate*

SANFTE DÜFTE
Vanilleduft weckt Kindheitserinnerungen, Mimose, Rosengeranie und Mandarine wirken entspannend und ausgleichend: Beim Verwöhnbad kommt man bestimmt ins Träumen!

Duft: frisch, kraftvoll, belebend
Zutaten: *3 Tropfen ätherisches Rosmarinöl • 3 Tropfen ätherisches Speicklavendelöl • 2 Tropfen ätherisches Limettenöl • 2 Tropfen ätherisches Zitronenöl • 3 EL Sahne oder Milch*
Zubereitung: Die ätherischen Öle mit der Sahne oder der Milch verrühren und dann die Mischung ins warme Badewasser geben.

Verwöhnbad*

Duft: warm, vanillig, blumig
Zutaten: *3 Tropfen Vanille-Extrakt • 2 Tropfen ätherisches Rosengeranienöl • 2 Tropfen ätherisches Mandarinenöl rot • 2 Tropfen ätherisches Rosenholzöl • 1 Tropfen ätherisches Mimosenöl • 3 Esslöffel Sahne oder Milch*
Zubereitung: Die ätherischen Öle mit der Sahne oder der Milch verrühren und die Mischung ins warme Badewasser geben.

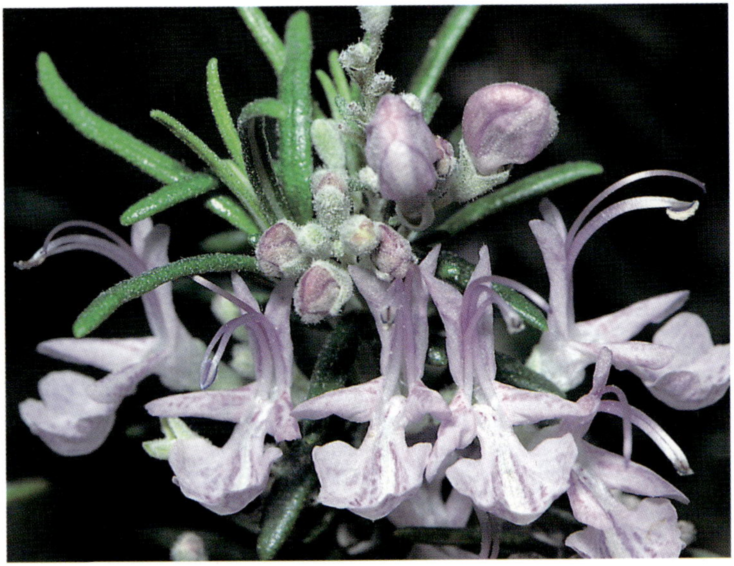

Rosmarin verleiht Duftmischungen einen klaren, frischen Charakter – wie z. B. dem Badeöl Activate.

Rosali*

Duft: rosig, blumig, lieblich

Zutaten: *3 Tropfen ätherisches Rosengeranienöl • 2 Tropfen ätherisches Rosenöl türkisch • 2 Tropfen ätherisches Rosenholzöl • 2 Tropfen ätherisches Öl Indian Lime • 1 Tropfen Tonka-Extrakt • als Emulgator 3 Esslöffel Sahne oder Milch*

Zubereitung: Die ätherischen Öle mit der Sahne oder der Milch verrühren und die Mischung ins warme Badewasser geben.

Rosentraum

Duft: rosig, warm, entspannend

Zutaten: *2 Tropfen ätherisches Rosenholzöl • 2 Tropfen ätherisches Rosengeranienöl • 1 bis 2 Tropfen ätherisches Rosenöl türkisch 1 bis 2 Tropfen ätherisches Öl Petit Grain • als Emulgator 3 Esslöffel Sahne oder Milch*

Zubereitung: Die ätherischen Öle mit der Sahne oder der Milch verrühren und die Mischung ins warme Badewasser geben.

Dolce-Vita-Ölbad

Duft: exotisch, warm, sinnlich

Zutaten: *3 Tropfen ätherisches Sandelholzöl • 2 Tropfen ätherisches Ylang-Ylang-Öl • 1 Tropfen ätherisches Jasminöl • 3 Tropfen ätherisches Orangenöl • außerdem als Emulgator 3 Esslöffel Sahne oder Milch*

Zubereitung: Die ätherischen Öle mit der Sahne oder der Milch verrühren und die Mischung ins warme Badewasser geben.

Fiorini-Beautybad

Duft: rosig, blumig, fein

Zutaten: *3 Tropfen ätherisches Rosengeranienöl • 2 Tropfen ätherisches Lavendelöl fein • 1 Tropfen ätherisches Neroliöl • 1 Tropfen ätherisches Mimosenöl • außerdem als Emulgator 3 Esslöffel Sahne oder Milch*

Zubereitung: Die ätherischen Öle mit der Sahne oder der Milch verrühren und die Mischung ins warme Badewasser geben.

ROSENÖL

Sogar das »Abfallprodukt« beim Herstellen von Rosenöl ist gefragt: Rosenwasser gibt Suppen, raffinierten Saucen und Desserts den letzten Schliff. Eine besondere Bedeutung hat es in der orientalischen Küche.

Feel-Good-Kuschelbad

Duft: warm, blumig, einhüllend

Zutaten: *3 Tropfen Vanilleöl • 2 Tropfen ätherisches Zitronenöl 1 Tropfen ätherisches Mimosenöl • als Emulgator 3 Esslöffel Sahne oder Milch*

Zubereitung: Die ätherischen Öle mit der Sahne oder der Milch verrühren und die Mischung ins warme Badewasser geben.

Erfrischendes Morgenbad

Duft: krautig, frisch, stärkend

Zutaten: *2 Tropfen ätherisches Rosmarinöl • 2 Tropfen ätherisches Myrtenöl • 2 Tropfen ätherisches Mandarinenöl • als Emulgator 3 Esslöffel Sahne oder Milch*

Zubereitung: Die ätherischen Öle mit der Sahne oder der Milch verrühren und die Mischung ins warme Badewasser geben.

Anti-Muskelkater-Bad

Duft: aromatisch, frisch, würzig

Zutaten: *4 Tropfen ätherisches Cajeputöl • 4 Tropfen ätherisches Muskatellersalbeiöl • 2 Tropfen ätherisches Wacholderöl • 2 Tropfen ätherisches Wiesenköniginöl • 3 Esslöffel Sahne*

Zubereitung: Die ätherischen Öle mit der Sahne verrühren und die Mischung ins warme Badewasser geben.

GUT GEGEN MUSKELKATER

Ideal nach den ersten Frühlingsradtouren ins Grüne, um die noch untrainierten Muskeln zu entspannen: ein Bad der »Anti-Muskelkater-Mischung«.

Badeöle aus duftenden Akkorden

Ob Sie einen Duft verfremden möchten oder einfach eine vollere, interessante Duftmischung kreieren wollen: Komplexere Duftmischungen erhalten Sie, wenn Sie Akkorde mischen, die Sie fertig kaufen können (weitere Informationen dazu sowie die Bezugsquelle, bei der Sie fertige Akkorde kaufen können, Seiten 75 und 107).

Jeder dieser Akkorde ist bereits für sich allein schon eine ausgeklügelte, harmonische Komposition.

Rosenbad

Duft: warm, rosig, blumig

Zutaten: *50 ml Mandelöl • 5 Tropfen Rosen-Akkord • 3 Tropfen*

Samt-Akkord • 3 Tropfen ätherisches Mandarinenöl rot
Zubereitung: Die ätherischen Öle mit dem Mandelöl verschütteln und pro Bad 2 bis 3 Esslöffel davon ins warme Badewasser geben.

Rasante Würze

Duft: würzig, exotisch, voll
Zutaten: *50 ml Mandelöl • 5 Tropfen Würz-Akkord • 3 Tropfen ätherisches Orangenöl • 3 Tropfen ätherisches Ylang-Ylang-Öl • 1 Tropfen ätherisches Zimtblätteröl • 1 Tropfen ätherisches Ingweröl*
Zubereitung: Die ätherischen Öle mit dem Mandelöl verschütteln und pro Bad 2 bis 3 Esslöffel davon ins warme Badewasser geben.

Vollmondnacht

Duft: schwer, sinnlich, blumig
Zutaten: *50 ml Mandelöl • 7 Tropfen Jasmin-Akkord • 3 Tropfen ätherisches Mandarinenöl grün • 3 Tropfen ätherisches Indian-Lime-Öl • 2 Tropfen ätherisches Patschuliöl*
Zubereitung: Die ätherischen Öle mit dem Mandelöl verschütteln und pro Bad 2 bis 3 Esslöffel davon ins warme Badewasser geben.

MANDELÖL

Die Trägersubstanz der hier aufgeführten Badeöle – das Mandelöl – pflegt und nährt die Haut. Es enthält Eiweiß, Spurenelemente und Vitamine!

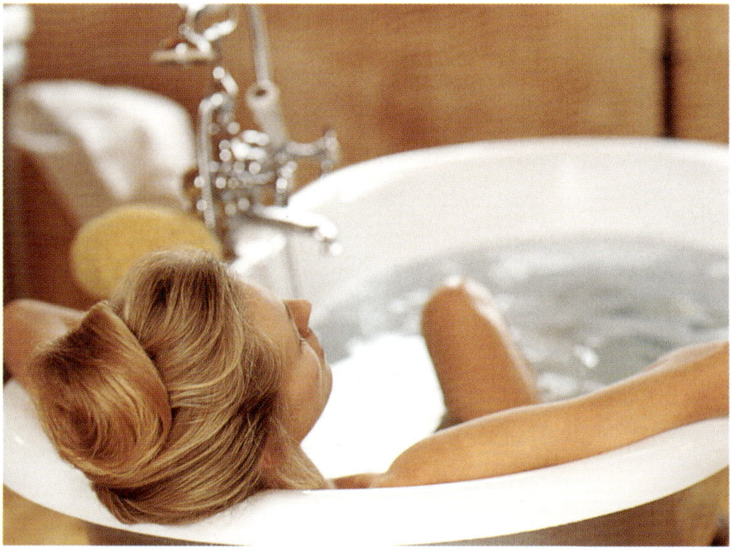

Ein duftendes Bad kann beleben oder entspannen, je nachdem, welche Mischung Sie auswählen.

Das tut gut: Eine liebevolle Massage mit duftenden Ölen – was könnte schöner sein?

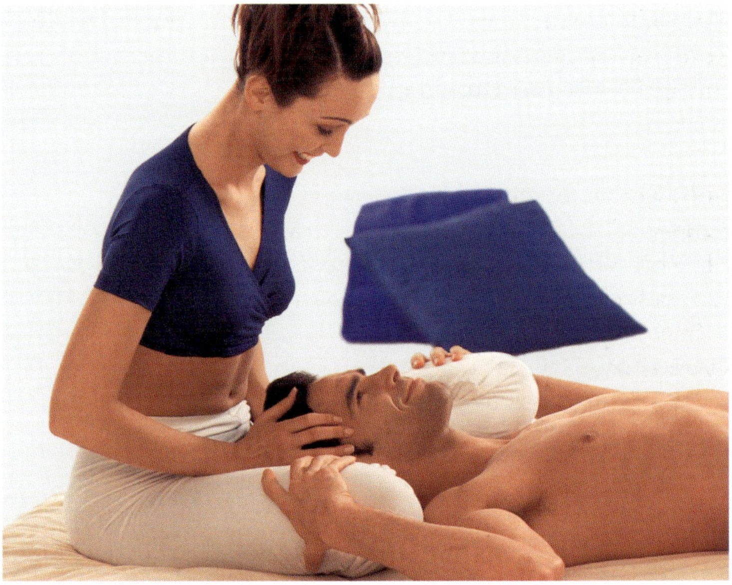

Weckt den Tiger

Duft: warm, würzig, holzig

Zutaten: *50 ml Mandelöl • 4 Tropfen Ambra-Akkord • 3 Tropfen Süße-Akkord • 3 Tropfen ätherisches Zedernöl • 2 Tropfen ätherisches Linaloeöl*

Zubereitung: Die ätherischen Öle in das Mandelöl geben und die Mischung gut schütteln. Für ein Bad 2 bis 3 Esslöffel davon ins warme Badewasser geben.

SCHNELL FRISCH

Während sich ein Aromabad sehr gut zum Entspannen eignet, tragen die Düfte ätherischer Öle in Duschgels ideal dazu bei, sich rasch wieder zu erfrischen und zu regenerieren.

Wolkentraum

Duft: süß, blumig, entspannend

Zutaten: *50 ml Mandelöl • 2 Tropfen Samt-Akkord • 2 Tropfen Süße-Akkord • 7 Tropfen ätherisches Mairosenöl*

Zubereitung: Die ätherischen Öle mit dem Mandelöl vermischen und für ein Bad 2 bis 3 Esslöffel davon ins warme Badewasser geben.

Duschgel-Parfümierung

Wenn Sie keine Zeit für ein Bad haben, sondern sich nur rasch unter der Dusche erfrischen möchten: Mit diesen Duftmischungen lassen sich neutrale Duschgels wunderbar natürlich parfümieren. Geben Sie die bei den folgenden Rezepten angegebenen Öle einfach zu einem neutralen (unparfümierten) Duschgel.

Morgenfrisch*

Duft: würzig, belebend, aktivierend
Zutaten: *3 Tropfen ätherisches Rosmarinöl • 2 Tropfen ätherisches Myrtenöl türkisch• 2 Tropfen ätherisches Limettenöl • 1 Tropfen ätherisches Palmarosaöl • 1 Tropfen ätherisches Wacholderöl 1 Tropfen Spearmint*
Zubereitung: Die Öle miteinander verrühren und ein neutrales Duschgel (200 ml) damit parfümieren.

Fresh*

Duft: frisch, waldig, klar
Zutaten: *3 Tropfen ätherisches Latschenkieferöl • 3 Tropfen ätherisches Eukalyptusöl• 2 Tropfen ätherisches Zedernöl • 1 Tropfen ätherisches Douglasfichtenöl • 1 Tropfen ätherisches Zitronenöl*
Zubereitung: Die Öle gründlich miteinander verrühren und dann ein neutrales Duschgel (200 ml) mit der Mischung parfümieren.

Sunset

Duft: warm, fruchtig, ausgleichend
Zutaten: *4 Tropfen ätherisches Orangenöl • 3 Tropfen ätherisches Mandarinenöl rot • 1 Tropfen ätherisches Mimosenöl • 1 Tropfen ätherisches Magnolienblätteröl • 1 Tropfen ätherisches Ylang-Ylang-Öl*
Zubereitung: Die Öle miteinander verrühren und ein neutrales Duschgel (200 ml) damit parfümieren.

Exotique

Duft: exotisch, sinnlich, würzig
Zutaten: *3 Tropfen ätherisches Sandelholzöl • 2 Tropfen ätherisches Öl Indian Lime • 2 Tropfen Vanille-Extrakt • 1 Tropfen ätherisches Patschuliöl • 1 Tropfen ätherisches Ingweröl • 1 Tropfen ätherisches Rosengeranienöl*
Zubereitung: Die Öle miteinander verrühren und ein neutrales Duschgel (200 ml) damit parfümieren.

SPEZIELL FÜR IHN
Neutrale oder herbe Düfte eignen sich nicht nur für ein Duschgel, sondern auch zum Parfümieren eines neutralen Aftershaves.

Herb

Duft: holzig, frisch, würzig
Zutaten: *5 Tropfen ätherisches Zedernöl • 2 Tropfen ätherisches Zitronenöl • 2 Tropfen ätherisches Limettenöl • 1 Tropfen ätherisches Eichenmoos*
Zubereitung: Die Öle gründlich miteinander verrühren und ein neutrales Duschgel (200 ml) mit der Mischung parfümieren.

Hautpflegeöle

Ob nach dem Baden oder »einfach so«: Eine sanfte Massage ist eine ganz besondere Wohltat. Sie löst Verspannungen, verbessert die Durchblutung und man fühlt sich danach rundum wohl. Die entspannende und vitalisierende Wirkung wird noch verstärkt, wenn man dabei ein duftendes Massageöl verwendet: Je nach Stimmung und körperlicher Verfassung haben Sie dabei die Wahl zwischen belebenden und beruhigenden Mischungen.

MINI-KUR
Erholung für den Körper und die Sinne bietet eine Massage mit einem solchen Duftenden Öl!

Relaxöl

Duft: aromatisch, blumig, entspannend
Zutaten: *100 ml Mandel- oder Jojobaöl • 4 Tropfen ätherisches Bergamotteöl • 4 Tropfen ätherisches Rosengeranienöl • 2 Tropfen ätherisches Bergamotteminzeöl • 2 Tropfen ätherisches Lemongrassöl*
Zubereitung: Alle Öle in eine Flasche füllen. Die Flasche verschließen und gut schütteln.
Anwendung: Die Mischung nach dem Baden oder Duschen gründlich in die Haut einmassieren.

1001-Nacht-Verwöhnöl*

Duft: exotisch, schwer, blumig
Zutaten: *50 ml Mandel- oder Jojobaöl • 3 Tropfen ätherisches Patschouliöl • 3 Tropfen ätherisches Sandelholzöl • 2 Tropfen ätherisches Jasminöl • 1 Tropfen ätherisches Korianderöl*
Zubereitung: Alle Öle in eine Flasche füllen. Die Flasche verschließen und gut schütteln.
Anwendung: Das Öl nach dem Duschen oder Baden in die noch feuchte Haut einmassieren.

Soft & Sweet*

Duft: blumig, süß, harmonisierend

Zutaten: *50 ml Mandel- oder Jojobaöl • 4 Tropfen ätherisches Palmarosaöl • 2 Tropfen ätherisches Orangenöl • 2 Tropfen ätherisches Mairosenöl • 2 Tropfen ätherisches Neroliöl*

Zubereitung: Alle Öle in eine Flasche füllen. Die Flasche verschließen und gut schütteln.

Anwendung: Das Öl nach dem Baden oder Duschen auf die Haut auftragen.

Fresh-Lemon-Massageöl*

Duft: zitronig, würzig, belebend

Zutaten: *50 ml Mandel- oder Jojobaöl • 5 Tropfen ätherisches Verbenonöl • 5 Tropfen ätherisches Zitronenöl • 2 Tropfen ätherisches Wacholderbeerenöl*

Zubereitung: Alle Öle in eine Flasche füllen. Die Flasche verschließen und gut schütteln.

Anwendung: Das Öl nach dem Duschen oder Baden in die Haut einmassieren.

Man-power-Öl*

Duft: kraftvoll, würzig, stärkend

Zutaten: *50 ml Mandel- oder Jojobaöl • 5 Tropfen ätherisches Bergamotteöl • 2 Tropfen ätherisches Zedernöl • 2 Tropfen ätherisches Rhododendronöl • 1 Tropfen ätherisches Vetiveröl*

Zubereitung: Alle Öle in eine Flasche füllen. Die Flasche verschließen und gut schütteln.

Anwendung: Den Körper nach dem Duschen oder Baden mit dem Öl einreiben.

Sandelholzöl

Duft: warm, exotisch, ausgleichend

Zutaten: *40 ml Mandelöl • 20 ml Jojobaöl • 4 Tropfen ätherisches Sandelholzöl • 4 Tropfen ätherisches Orangenöl • 5 Tropfen ätherisches Lavendelöl*

Zubereitung: Alle Öle in eine Flasche füllen. Die Flasche verschließen und gut schütteln.

Anwendung: Den Körper am besten nach einem Bad mit dem Öl einreiben.

FRESH LEMON

Dieses Massageöl eignet sich nach sportlicher Betätigung besonders: Es erfrischt und entspannt den Körper.

Tipp! Die Sandelholz-Mischung eignet sich ganz besonders gut zur Massage der trockenen Haut, da diese dabei mit viel Nährstoffen und Fett versorgt wird.

Frühjahrsöl*

FITNESSÖL
Mit dem Frühjahrsöl entschlacken Sie Ihren Körper nach dem langen, dunklen Winter.

Wirkung: würzig, frisch, aromatisch
Zutaten: *50 ml Jojobaöl • 6 Tropfen ätherisches Wacholderbeerenöl 4 Tropfen ätherisches Zitronenöl • 4 Tropfen ätherisches Bergamotteöl • 4 Tropfen ätherisches Lavendelöl extra*
Zubereitung: Alle Öle in eine Flasche füllen. Die Flasche verschließen und gut schütteln.
Tipp: Diese Mischung eignet sich besonders gut für erfrischende Massagen und Einreibungen.

Seelentröster*

Duft: frisch, aromatisch, stärkend
Zutaten: *100 ml Johanniskrautöl • 7 Tropfen ätherisches Bergamotteöl • 5 Tropfen ätherisches Angelikawurzelöl • 5 Tropfen ätherisches Johanniskrautöl*
Zubereitung: Alle Öle in eine Flasche füllen. Die Flasche verschließen und gut schütteln.
Anwendung: Für Einreibungen, Ölkompressen oder als Massageöl.
Tipp: Dieses Öl vertreibt den Winterblues in der dunklen Jahreszeit.

Sonnenschutzmittel

Sonne ist Leben! Und doch sind heute ihre wärmenden Strahlen mit Vorsicht zu genießen. Denken Sie daran, bevor Sie ins Freie gehen und schützen Sie Ihre Haut ausreichend! Mit den folgenden Ölmischungen können Sie Ihrer Haut außerdem nach dem Sonnenbaden noch eine Portion Extrapflege geben.

Körperöl After Sun*

Duft: ausgleichend
Zutaten: *40 ml Wildrosenöl • 10 ml Sanddornöl • 20 Tropfen ätherisches Öl Lavendel fein oder Lavendel extra*

Zubereitung: Die Öle gut miteinander vermischen und in eine Flasche füllen.
Anwendung: Nach dem Sonnenbaden zur Pflege auf die Haut auftragen.

Körperöl Solaris*

Duft: ausgleichend
Zutaten: *100 ml Jojobaöl oder Aloe-Vera-Öl • 10 Tropfen ätherisches Öl Lavendel extra • 3 Tropfen Karottensamenöl*
Zubereitung: Die Öle gut miteinander vermischen und in eine Flasche füllen.
Anwendung: Nach dem Sonnenbaden zur Pflege auf die Haut auftragen.

Gesichtsöl After Sun*

Duft: ausgleichend
Zutaten: *40 ml Jojobaöl • 10 ml Sanddornöl • 5 Tropfen ätherisches Öl Lavendel fein • 1 Tropfen Karottensamenöl*
Zubereitung: Die Öle mischen und in eine Flasche füllen.
Anwendung: Nach dem Sonnenbaden auf das Gesicht auftragen.
Wichtig: Diese Mischung müssen Sie unbedingt kühl aufbewahren.

Coole Tipps für heiße Sommertage

Ätherische Öle eignen sich auch hervorragend zur Erfrischung. Man kann sie sogar zu Eiswürfeln verarbeiten.

- Wenn die Hitze drückt: Gesicht und Nacken mit Pfefferminzwasser einreiben.
- Nach einem Tag in der Sonne: Hydrolate wie Rosenwasser, Holunderblütenwasser oder Lavendelwasser kühlen und pflegen die Haut.
- Aroma-Eiswürfel für Sommerdrinks: 250 ml Wasser mit 100 ml Ahornsirup, 5 Tropfen ätherischem Öl (Clementine, Orange, Vanille oder Bergamotte) und einigen fein geschnittenen Minzeblättern vermischen. Die Mischung in Eiswürfelbehälter gießen und einfrieren. Ein oder zwei dieser Aromawürfel sind eine wunderbare Verfeinerung für ein Glas Mineralwasser, kalten schwarzen Tee oder Früchtetee.

BITTE KÜHLEN!
Gönnen Sie Ihrer Haut nach dem – vorsichtigen – Sonnenbad grundsätzlich eine Portion Extrapflege!

Entspannend oder belebend – jedem Raum seinen Duft

Düfte sind nicht nur als Parfüm oder Eau de Toilette ein unverzichtbarer Begleiter. Sie beeinflussen unsere Psyche nachhaltig: Untersuchungen zeigten, dass sich Sekretärinnen in einem Raum mit Zitronenduft nur halb so oft vertippten wie in einem nicht bedufteten Raum. In Untergrundbahnen verschiedener Großstädte wurde bereits mit Veilchendüften experimentiert: Sie sollen Aggressionen lindern. Und auch das leidige morgendliche Aufstehen kann man sich per Duft erleichtern: Die idealen Duftnoten für Morgenmuffel sind Rosmarin, Zitrone und Mandarine. Sie machen munter.

Dass Düfte nicht nur Stimmungen beeinflussen, sondern darüber hinaus sogar eine heilende Wirkung haben, ist eine Erkenntnis der Aromamedizin. So hilft zum Beispiel eine Massage mit Kardamomöl gegen Migräne – und mit Kümmelduft bekommen Sie Zahnweh in den Griff.

RAUMSPRAYS SELBST MISCHEN

Für ein Raumspray stellen Sie eine Grundmischung von 30 ml Alkohol und 70 ml Wasser her. In diese Lösung geben Sie die Ölmischung. Dabei soll das Verhältnis zwischen Grundmischung und Ölen etwa 90:10 sein.

Rezepte für wohlriechende Raumsprays

Refresh*

Duft: holzig, frisch, belebend

Zutaten: *3 Tropfen ätherisches Douglasfichtenöl • 3 Tropfen ätherisches Grapefruitöl • 2 Tropfen ätherisches Riesentannenöl • 1 Tropfen ätherisches Speicklavendelöl • 1 Tropfen ätherisches Limettenöl*

Zubereitung: Die Öle miteinander vermischen. Für ein Raumspray eine Grundmischung von 70 ml Wasser und 30 ml Alkohol herstellen. Die Öle in diese Mischung geben.

Mountain Breaze*

Duft: frisch, holzig, stärkend

Zutaten: *2 Tropfen ätherisches Zedernöl • 2 Tropfen ätherisches Latschenkieferöl• 2 Tropfen ätherisches Zirbelkieferöl • 2 Tropfen ätherisches Zitronenöl • 1 Tropfen ätherisches Limettenöl • 1 Tropfen ätherisches Wacholderöl*

Zubereitung: Die Öle miteinander vermischen. Für ein

Raumspray eine Grundmischung von 70 ml Wasser und 30 ml Alkohol herstellen. Die Öle in diese Mischung geben.

Concentration*

Duft: hell, frisch, belebend

Zutaten: *4 Tropfen ätherisches Rosmarinöl • 3 Tropfen ätherisches Limettenöl • 2 Tropfen ätherisches Lemongrass • 1 Tropfen ätherisches Wacholderöl*

Zubereitung: Die Öle miteinander vermischen. Für ein Raumspray eine Grundmischung von 70 ml Wasser und 30 ml Alkohol herstellen. Die Öle in diese Mischung geben.

Waldfrisch*

Duft: aromatisch, waldig, frisch

Zutaten: *3 Tropfen ätherisches Weißtannenöl • 2 Tropfen ätherisches Lemongrassöl • 2 Tropfen ätherisches Douglasfichtenöl 2 Tropfen ätherisches Grapefruitöl • 1 Tropfen ätherisches Eukalyptus-citriodora-Öl*

Zubereitung: Öle mischen. Eine Grundmischung von 70 ml Wasser und 30 ml Alkohol herstellen. Die Öle hineingeben.

Der richtige Umgang mit der Duftlampe

Um lange Freude an Ihrer Duftlampe zu haben, sollten Sie folgende Hinweise beachten:

- Zuerst wird die Duftlampe mit Wasser gefüllt. Am besten geeignet ist kalkfreies, gefiltertes oder destilliertes Wasser. Während die Schale von einer Kerze erwärmt wird, sollte sie stets mit Wasser gefüllt sein. Sonst kann die Glasur der Schale überhitzt werden und einreißen.
- In das Wasser werden die ätherischen Öle gegeben. Bitte erst danach die Kerze anzünden.
- Duftlampen müssen regelmäßig gereinigt und entkalkt werden. Füllen Sie dafür die Schale mit kaltem Wasser, lassen Sie es eine Zeit lang einwirken und reiben Sie die Lampe dann mit einem Papiertuch aus. Wird sie dadurch nicht sauber, können Sie sie mit Alkohol reinigen oder mit Essig entkalken. Es gibt auch Spezialreiniger (z. B. AromaEx von PRIMAVERA LIFE) zur wirksamen Reinigung der Duftlampe.

SCHNELL FRISCH

Mit einem Raumspray ändern Sie im Handumdrehen die Stimmung: Eine Brise Frische – und schon steigt die Laune!

ENTSPANNT UND GUT GELAUNT

Auch nach einem anstrengenden Tag werden Sie sich schnell wiieder frisch fühlen, wenn Sie ein Raumspray mit Zitrusfrüchten anwenden oder eine entsprechende Mischung in die Duftlampe geben.

Citrus*

Duft: leicht, hell, zitrusartig

Zutaten: *3 Tropfen ätherisches Blutorangenöl • 3 Tropfen ätherisches Limettenöl • 2 Tropfen ätherisches Zitronenöl • 1 Tropfen ätherisches Grapefruitöl • 1 Tropfen ätherisches Wacholderöl• 1 Tropfen ätherisches Öl Petit Grain*

Zubereitung: Die Öle miteinander vermischen. Für ein Raumspray eine Grundmischung von 70 ml Wasser und 30 ml Alkohol herstellen. Die Öle in diese Mischung geben.

Gute Laune*

Duft: fruchtig, frisch, inspirierend

Zutaten: *4 Tropfen ätherisches Mandarinenöl grün • 2 Tropfen ätherisches Limettenöl • 2 Tropfen ätherisches Litseaöl • 2 Tropfen ätherisches Ho-Blätter-Öl*

Zubereitung: Die Öle miteinander vermischen. Für ein Raumspray eine Grundmischung von 70 ml Wasser und 30 ml Alkohol herstellen. Die Öle in diese Mischung geben und kräftig schütteln.

Rezepte für die Duftlampe

Was gibt es schöneres, als sich nach einem langen Tag zu entspannen? Musik, eine bequeme Sitzgelegenheit, ein gutes Buch – jeder Mensch hat seine persönlichen Vorlieben, mit denen er sich solche Stunden verschönt. Auch Düfte gehören für immer mehr Menschen zu einer entspannenden Pause dazu. Für viele ist deshalb die Duftlampe – ob zu Hause oder im Büro – eine Quelle von Wohlgefühl, Erfrischung und Behaglichkeit. Je nachdem, welcher Mix an ätherischen Ölen hineingegeben wird, lassen sich ganz unterschiedliche Wirkungen erzielen.

Ölmischungen für die Duftlampe

Indische Nacht*

Duft: exotisch, fruchtig, würzig

Zutaten: *3 Tropfen ätherisches Orangenöl • 2 Tropfen ätherisches Sandelholzöl • 1 Tropfen ätherisches Patschuliöl • 1 Tropfen ätherisches Ylang-Ylang-Öl*

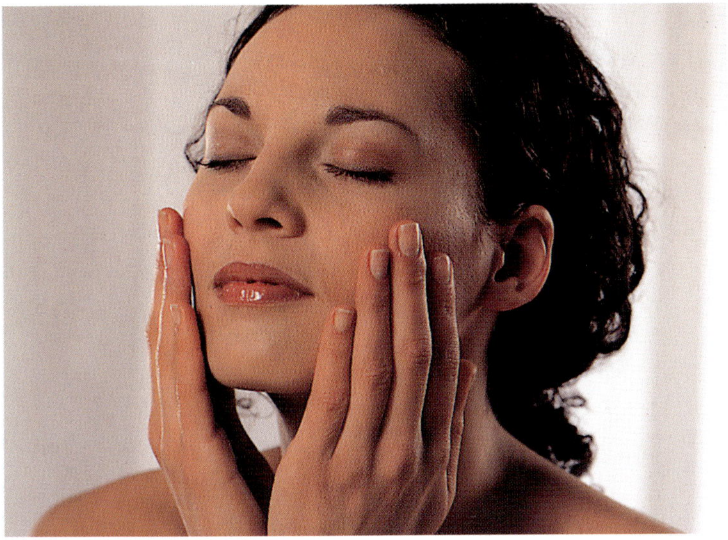

Abschalten, genießen und den Alltagsstress hinter sich lassen: das gelingt sicher, wenn Sie sich eine Pause gönnen und sich von schönen Düften zu einer sinnlichen Fantasiereise entführen lassen.

Anwendung: Die Öle ins Wasser der Duftlampenschale träufeln oder direkt auf einen Thermoduftstein oder einen Aromastein geben.

Abendentspannung*

Duft: warm, blumig, fein
Zutaten: *3 Tropfen ätherisches Grapefruitöl • 3 Tropfen ätherisches Rosenholzöl • 3 Tropfen ätherisches Ho-Blätter-Öl • 2 Tropfen ätherisches Rosengeranienöl*
Anwendung: Siehe oben.

Frühlingsfit*

Duft: minzig, frisch, aktivierend
Zutaten: *3 Tropfen ätherisches Pfefferminzöl • 3 Tropfen ätherisches Zitronenöl • 3 Tropfen ätherisches Niauliöl*
Anwendung: Siehe oben..

Für mehr Konzentration*

Duft: holzig, frisch, belebend
Zutaten: *3 Tropfen ätherisches Weißtannenöl • 3 Tropfen ätherisches Douglasiefichtenöl • 3 Tropfen ätherisches Grapefruitöl*
Anwendung: Siehe oben.

DUFTERLEBNIS

Statt mit einer Duftlampe können Sie auch mit speziellen Duftkerzen die Atmosphäre eines Raumes verändern.

Muntermacher*

Duft: frisch, ausgleichend, belebend

Zutaten: *7 Tropfen ätherisches Ho-Blätter-Öl • 3 Tropfen ätherisches Rosengeranienöl • 5 Tropfen ätherisches Bergamotteöl*

Anwendung: Die Öle ins Wasser der Duftlampenschale träufeln oder direkt auf einen Thermoduftstein oder einen Aromastein geben.

FRISCHE VARIANTEN

Mit Lavendel kombiniert wirken Agrumendüfte ausgleichend, mit Nelke und Zimtrinde würzig und mit Koniferenölen duftet die Komposition automatisch.

Lufterfrischer*

Duft: frisch, würzig, holzig

Zutaten: *5 Tropfen ätherisches Grapefruitöl • 3 Tropfen ätherisches Myrtenöl • 2 Tropfen ätherisches Zypressenöl • 2 Tropfen ätherisches Lavendelöl*

Anwendung: Siehe oben.

Gegen Essensgerüche*

Duft: aromatisch, frisch, reinigend

Zutaten: *5 Tropfen ätherisches Myrtenöl • 2 Tropfen ätherisches Lemongrassöl oder 5 Tropfen ätherisches Zitronenöl • 2 Tropfen ätherisches Zirbelkieferöl*

Anwendung: Siehe oben.

Anti-Stress-Mischung*

Duft: frisch, krautig, belebend

Zutaten: *3 Tropfen ätherisches Zitronenöl • 3 Tropfen ätherisches Lavendelöl • 3 Tropfen ätherisches Muskatellersalbeiöl*

Anwendung: Siehe oben.

Energie tanken*

Duft: minzig, holzig, erfrischend

Zutaten: *5 Tropfen ätherisches Riesentannöl • 3 Tropfen ätherisches Limettenöl • 1 Tropfen ätherisches Pfefferminzöl*

Anwendung: Siehe oben.

Feierabend-Mischung*

Duft: fruchtig, frisch, würzig

Zutaten: *5 Tropfen ätherisches Mandarinenöl • 3 Tropfen Honigöl • 2 Tropfen ätherisches Grapefruitöl • 1 Tropfen ätherisches Nelkenöl • 1 Tropfen ätherisches Zimtrindenöl*

Anwendung: Die Öle ins Wasser der Duftlampenschale träufeln oder direkt auf einen Thermoduftstein oder einen Aromastein geben.

Sommertraum*

Duft: holzig, frisch, stärkend
Zutaten: *2 Tropfen ätherisches Zirbelkieferöl • 4 Tropfen ätherisches Grapefruitöl • 1 Tropfen ätherisches Lemongrassöl • 1 Tropfen ätherisches Limettenöl*
Anwendung: Die Öle ins Wasser der Duftlampenschale träufeln oder direkt auf einen Thermoduftstein oder einen Aromastein geben.

Sonnenschein*

Duft: hell, leicht, duftig
Zutaten: *5 Tropfen ätherisches Bergamottöl • 3 Tropfen ätherisches Mandarinenöl • 1 Tropfen ätherisches Ginsteröl*
Anwendung: In das Wasser der Duftlampe geben.

Gute Laune*

Duft: zitrusfrisch, leicht, belebend
Zutaten: *4 Tropfen ätherisches Indian-Lime-Öl • 4 Tropfen ätherisches Orangenöl • 2 Tropfen ätherisches Ho-Blätter-Öl*
Anwendung: Die Öle ins Wasser der Duftlampenschale träufeln oder direkt auf einen Thermoduftstein oder einen Aromastein geben.

Winterabend*

Duft: warm, würzig, entspannend
Zutaten: *6 Tropfen ätherisches Orangenöl • 4 Tropfen ätherisches Cassiaöl*
Anwendung: Siehe oben.

Für besinnliche Stunden*

Duft: würzig, warm, entspannend
Zutaten: *5 Tropfen ätherisches Zitronenöl • 3 Tropfen ätherisches Weißtannenöl • 1 Tropfen ätherisches Nelkenknospenöl • 1 Tropfen ätherisches Zimtrindenöl*
Anwendung: Siehe oben.

SONNIGE AUSZEIT

Gerade in der kalten Jahreszeit, wenn das frühe Wetter auf die Stimmung drückt, können Sie sich mit leichten, belebenden Düften aus dem Wintertief befeien.

Büromischungen

Morgenfrische*

Duft: holzig, erfrischend, herb
Zutaten: *3 Tropfen ätherisches Riesentannenöl • 3 Tropfen ätherisches Douglasfichtenöl • 3 Tropfen ätherisches Zitronenöl*
Anwendung: Die Öle ins Wasser der Duftlampenschale träufeln oder direkt auf einen Thermoduftstein oder einen Aromastein geben.

Aktivschub*

Duft: frisch, fruchtig, belebend
Zutaten: *4 Tropfen ätherisches Lemongrassöl • 4 Tropfen ätherisches Grapefruitöl • 2 Tropfen ätherisches Rosmarinöl*
Anwendung: Die Öle ins Wasser der Duftlampenschale träufeln oder direkt auf einen Thermoduftstein oder einen Aromastein geben.

GEMEINSAM ENTSPANNEN

Wenn Sie im Büro Duftmischungen anwenden möchten, sprechen Sie sich zuvor mit Arbeitskollegen ab, die im selben Zimmer sitzen: Setzen Sie keine Düfte ein, die andere als unangenehm empfinden.

Klärt den Geist*

Duft: frisch, leicht, klärend
Zutaten: *3 Tropfen ätherisches Bergamottenöl • 2 Tropfen ätherisches Basilikumöl • 2 Tropfen ätherisches Limettenöl*
Anwendung: Die Öle ins Wasser der Duftlampenschale träufeln oder direkt auf einen Thermoduftstein oder einen Aromastein geben.

Stärkt die Konzentration*

Duft: aromatisch, frisch, belebend
Zutaten: *2 Tropfen ätherisches Ysopöl • 2 Tropfen ätherisches Eisenkrautöl • 2 Tropfen ätherisches Limettenöl*
Anwendung: Die Öle ins Wasser der Duftlampenschale träufeln oder direkt auf einen Thermoduftstein oder einen Aromastein geben.

Gut gelaunt*

Duft: fruchtig, hell, belebend
Zutaten: *4 Tropfen ätherisches Mandarinenöl grün • 3 Tropfen ätherisches Litseaöl • 1 Tropfen ätherisches Ho-Blätter-Öl*
Anwendung: Die Öle ins Wasser der Duftlampenschale träufeln oder direkt auf einen Aromastein geben.

Bezugsquellen

Ätherische Öle, Zubehör und Arbeitsgeräte zum Mischen von Parfüms, sowie die »Naturparfümerie« mit den Duft-Akkorden:

PRIMAVERA LIFE
Am Fichtenholz 5, 87477 Sulzberg
Tel.: 0 83 76 / 80 8 0, Fax: 0 83 76 / 8 08 39

Ätherische Öle, Zubehör und Arbeitsgeräte zum Mischen von Parfüms u.ä.:

Spinnrad
Am Luftschacht 3a, 45886 Gelsenkirchen
Tel.: 02 09 / 1 70 00 11, Fax: 02 09 / 1 70 00 40
160 Läden; Bestellung per Katalog möglich

Impressum

Der W.Ludwig Buchverlag ist ein Unternehmen der Verlagshaus Goethestraße GmbH & Co. KG.

Redaktion:
In Raki

Redaktionsleitung:
Nina Andres

Bildredaktion:
Ute Schoenenburg

Umschlag:
Till Eiden

DTP/Satz:
Veronika Moga

Produktion:
Manfred Metzger (Leitung), Annette Aatz, Dr. ErikaWeigele-Ismael

Printed in Slovakia

Gedruckt auf chlor- und säurearmem Papier

ISBN 3-7787-3722-8

Die Autoren

Rita Stiens studierte Germanistik, Romanistik und Geschichte. Bereits während ihrer Tätigkeit als stellvertretende Chefredakteurin einer Frauenzeitschrift beschäftigte sie sich mit ihren heutigen Schwerpunktthemen aus den Bereichen Psychologie, Naturmedizin und Naturkosmetik. Weitere Bücher von ihr »Naturkosmetik -Das Praxisbuch« und »Kursbuch Kosmetik« sowie »Die besten Schönheitsrezepte aus der Natur« sind ebenfalls im Verlagshaus Goethestraße im Südwest-Verlag und Ludwig Buchverlag erschienen.

Nina Daniela Jaksch studierte Ethnologie und Psychologie; diverse naturheilkundliche Ausbildungen (Physiotherapeutin, Ernährungsberaterin, Fachkosmetikerin). Sie arbeitet seit 1987 mit ätherischen Ölen und ist für Produktentwicklung und Produktmanagement der Firma PRIMAVERA LIFE verantwortlich. Sie ist Autorin von »Ätherische Öle« und »Das Rosenbrevier« (beide Eigenverlag PRIMAVERA LIFE).

Erich Schmidt arbeitet seit 1980 als Seniorparfumeur und ist u.a. für den Einkauf von Rohstoffen und die Organisation eines Unternehmens der Parfumölproduktion tätig. Seit 1985 entwickelt er natürliche Parfums, hochkomplexe Kompositionen rein natürlicher Inhaltsstoffe für Kosmetik und Parfumerie. Viele der Rezepte wurden von ihm kreiert.

Hinweis

Das vorliegende Buch ist sorgfältig erarbeitet worden. Dennoch erfolgen alle Angaben ohne Gewähr. Weder AutorInnen noch Verlag können für eventuelle Fehler oder Schäden, die aus den im Buch gegebenen praktischen Hinweisen resultieren, eine Haftung übernehmen.

Bildnachweis

AKG, Berlin: 8, 38, 49; Botanik Bildarchiv Laux, Biberach a. d. Riß: 90; Das Fotoarchiv, Essen: 42 (Henning Christoph); Image Bank, München: 11 (Paul Trummer), 44 (D. Sarraute), 53 (David Vance), 56 (Hans Wolf), 72 (Britt Erlanson); Siegfried Sperl, München: 54, 64, 77, 88; Südwest Verlag, München: Titel/Fond, 12, 46, 61 (Joachim Heller), Titel/Einklinker (Karin Skogstad), 68 (Karl Newedel), 94 (Kristiane Vey), 103 (Michael Nagy); Tony Stone, München: 93 (Chris Craymer)

Sachregister

Rezeptregister

Alle mit einem Stern * gekennzeichneten Rezepte: Copyright PRIMAVERA LIFE

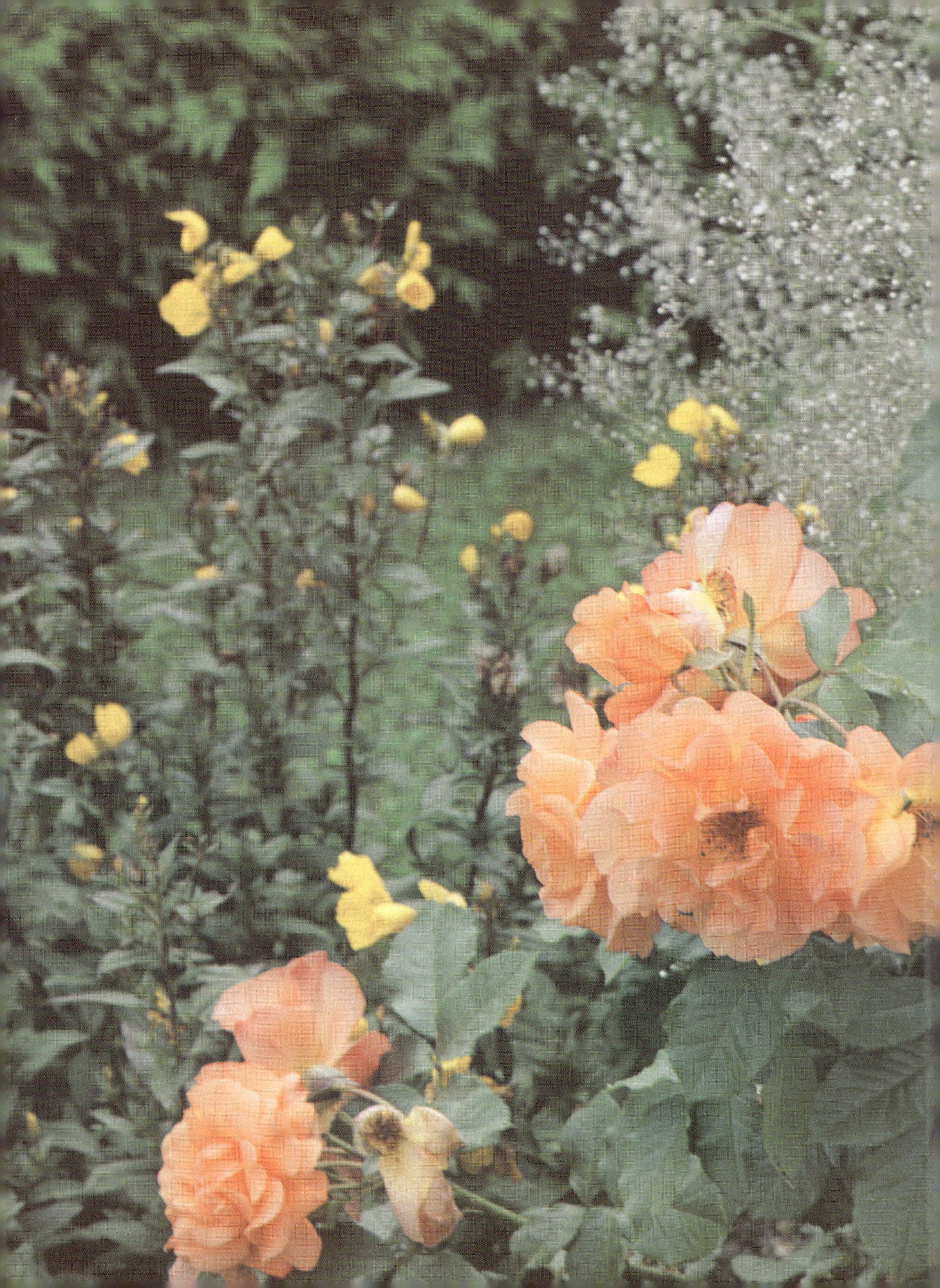